50 Studies Every Anesthesiologist Should Know

麻醉医生应知道的50项临床研究

主　编　［美］Anita Gupta

主　译　孙建良　程　远

副主译　卢鑫磊　雷卫平

译　者（按姓氏拼音排序）

蔡　叶	陈娅璇	国　奥	顾乐园
韩　飚	韩　峰	黄娅琴	卢鑫磊
雷卫平	刘　畅	储国海	张紫薇
沈佳红	孙岐瑞	王汉斌	陶亦斌
陶守君	王　杰	王丽华	徐　鹏
杨　岳	杨紫薇	张　慧	赵　莉

 中国出版集团有限公司

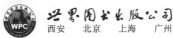 世界图书出版公司

西安　北京　上海　广州

图书在版编目（CIP）数据

麻醉医生应知道的 50 项临床研究 /（美）安妮塔·古普塔（Anita Gupta）主编；孙建良，程远主译 . —西安：世界图书出版西安有限公司，2023.11
书名原文：50 Studies Every Anesthesiologist Should Know
ISBN 978-7-5232-0523-5

Ⅰ . ①麻… Ⅱ . ①安… ②孙… ③程… Ⅲ . ①麻醉学 Ⅳ . ① R614

中国国家版本馆 CIP 数据核字（2023）第 191591 号

书　　名	**麻醉医生应知道的 50 项临床研究**	
	Mazui Yisheng Ying Zhidao De 50 Xiang Linchuang Yanjiu	
主　　编	［美］Anita Gupta	
主　　译	孙建良　程　远	
责任编辑	马可为	
装帧设计	新纪元文化传播	
出版发行	**世界图书出版西安有限公司**	
地　　址	西安市雁塔区曲江新区汇新路 355 号	
邮　　编	710061	
电　　话	029-87214941　029-87233647（市场营销部）029-87234767（总编室）	
网　　址	http://www.wpcxa.com	
邮　　箱	xast@wpcxa.com	
经　　销	新华书店	
印　　刷	西安雁展印务有限公司	
开　　本	787mm×1092mm　　1/16	
印　　张	14.5	
字　　数	220 千字	
版次印次	2023 年 11 月第 1 版　2023 年 11 月第 1 次印刷	
版权登记	25-2023-256	
国际书号	ISBN 978-7-5232-0523-5	
定　　价	118.00 元	

医学投稿　xastyx@163.com　‖　029-87279745　029-87279675
☆如有印装错误，请寄回本公司更换☆

献给我生命中的灯塔——Sanjeev, Shaan, Jay，感谢他们无条件的爱。

——Anita Gupta

感谢对本书编写给予帮助的所有人，也要感谢为本书成功出版提供深入的专业指导和支持的朋友们。

感谢牛津大学出版社高级编辑 Andrea Knobloch 以及副编审 Rebecca Suzan 和 Emily Samulski，他们一直以来的认可和不断的鼓励、建议，最终促成了本书的完成和出版。Andrea Knobloch 是一位真正的富有远见卓识者，能够成为她指导下的作者，我倍感自豪。在我人生的许多重要转折时刻，她无论是作为一名资深编辑，还是一位导师，抑或朋友，都给予了我很多帮助。在本书出版的各个环节中，她始终陪伴左右，对此我万分感激。

多年来，我有幸在普林斯顿大学、约翰斯·霍普金斯大学、乔治敦大学和美国国立卫生研究院学习麻醉学、镇痛药物和卫生政策，在此，我也要感谢来自这些机构的众多导师。感谢他们支持我倡导变革的热情，我希望在大家的共同努力下，这些改变能够对公共卫生产生影响，为患者提供尽可能好的治疗与护理。此外，感谢他们让我真正理解了强有力的循证医学、创新和政策的至关重要性，以确保我们所做的改变始终符合患者的最佳利益。

我还要感谢宾夕法尼亚大学医学院、德雷塞尔大学医学院、新泽西医科和牙科大学中很多令人尊敬的老师及同学，特别要感谢的是美国麻醉医师协会（ASA）的同道，正是得益于他们的教诲和指导，才不断培养出我的关键领导力和决策能力，使我对高水平证据在为患者提供高水平医疗护理中的重要性有了更清楚的理解，也才有了这本著作的面世。

最后，我要衷心感谢本书中 50 项精选研究的第一作者，他们无私地付出时间和精力，认真审核了本书对相关研究所做总结的准确性和完整性。更重要的是，我要感谢他们为推动医学、麻醉学、重症监护和镇痛药研究等领域所做的努力、付出和卓越的贡献。

1. The GlideScope Video Laryngoscope: randomized clinical trial in 200 patients.
第一作者：D. A. Sun

2. Management of the difficult airway: a closed claims analysis.
第一作者：G. N. Peterson

3. Incidence and predictors of difficult and impossible mask ventilation.
第一作者：S. Kheterpal

4. Perioperative maintenance of normothermia reduces the incidence of morbid cardiac events. A randomized clinical trial.
第一作者：S. M. Frank

5. Perioperative normothermia to reduce the incidence of surgical-wound infection and shorten hospitalization.
第一作者：A. Kurz

6. Preventable anesthesia mishaps: a study of human factors
第一作者：J. B. Cooper

7. A randomized clinical trial of the effect of deliberate perioperative increase of oxygen delivery on mortality in high-risk surgical patients.
第一作者：O. Boyd

8. Effects of intensive glucose lowering in type 2 diabetes.
第一作者：H. C. Gerstein

9. Evaluation study of congestive heart failure and pulmonary artery catheterization effectiveness: the ESCAPE trial.
第一作者：C. Binanay

10. A comparison of rate control and rhythm control in patients with atrial fibrillation.
第一作者：D. G. Wyse

11. Early use of the pulmonary artery catheter and outcomes in patients with shock and acute respiratory distress syndrome.
第一作者：C. Richard

12. Statins decrease perioperative cardiac complications in patients undergoing noncardiac vascular surgery: the Statins for Risk Reduction in Surgery (StaRRS) study.
第一作者：K. O'Neil-Callahan

13. Safety of transesophageal echocardiography: a multicenter survey of 10,419 examinations.
第一作者：W. G. Daniel

14. Coronary revascularization in context.
第一作者：R. A. Lange

15. Effects of extended-release metoprolol succinate in patients undergoing non-cardiac

30. Surgical site infections following ambulatory surgery procedures.

第一作者：P. L. Owens

31. A reengineered hospital discharge program to decrease rehospitalization.

第一作者：B. W. Jack.

32. Clinical significance of pulmonary aspiration during the perioperative period.

第一作者：M. A. Warner.

33. Postoperative pain experience: results from a national survey suggest postoperative pain continues to be undermanaged.

第一作者：J. L. Apfelbaum.

34. An fMRI-based neurologic signature of physical pain.

第一作者：T. D. Wager.

35. Clinical importance of changes in chronic pain intensity measured on an 11-point numerical pain rating scale.

第一作者：J. T. Farrar

36. The induction and maintenance of central sensitization is dependent on N-methyl-D-aspartic acid receptor activation: implications for the treatment of post-injury pain hypersensitivity states.

第一作者：C. J. Woolf

37. Randomised trial of oral morphine for chronic non-cancer pain.

第一作者：D. E. Moulin

38. A randomized trial of epidural glucocorticoid injections for spinal stenosis.

第一作者：J. L. Friedly

39. Rapid magnetic resonance imaging vs radiographs for patients with low back pain: a randomized controlled trial.

第一作者：J. G. Jarvik

40. Randomised controlled trial to compare surgical stabilization of the lumbar spine with an intensive rehabilitation programme for patients with chronic lower back pain: the MRC spine stabilisation trial.

第一作者：J. Fairbank

41. Preoperative multimodal analgesia facilitates recovery after ambulatory laparoscopic cholecystectomy.

第一作者：C. Mikaloliakou

42. Reduction of postoperative mortality and morbidity with epidural or spinal anaesthesia: results from overview of randomised trials.

第一作者：A. Rodgers

Hawa Abubaker, MD*
Washington University—St. Louis

Hemanth Adhar Baboolal, MD
University of North Carolina

Edward A. Bittner, MD, PhD,
FCCP, FCCM
Massachusetts General Hospital

Michelle Braunfeld, MD
University of California—Los Angeles

Jack C. Buckley, MD
University of California—Los Angeles

Steven P. Cohen, MD
Johns Hopkins University

Eleni H. Demas, BS*
United Nations, Paris, France

Brian Egan, MD, MPH
Columbia University

Nabil Elkassabany, MD
University of Pennsylvania

Michael A. Erdek, MD
Johns Hopkins University

Michael S. Green, DO
Drexel University College of Medicine

Melissa Haehn, MD
University of California—San Francisco

Michelle Harvey, MD
University of California—Los Angeles

Richard Hong, MD
University of California—Los Angeles

Mia Kang, MD
University of North Carolina

Nimit Lad, MD*
Temple University College of Medicine

Vipin Mehta, MD
Massachusetts General Hospital

Scott A. Miller, MD
Wake Forest University

Vicki Modest, MD
Massachusetts General Hospital

Robert Pluscec, MD*
Yale University

Sadeq A. Quraishi, MD, MHA, MMSc
Massachusetts General Hospital

Vendhan Ramanunjum, MD*
Drexel University College of Medicine

A. Sassan Sabouri, MD
Massachusetts General Hospital

Lu Zheng, MD*
University of Pittsburgh

Keren Ziv, MD
Drexel University College of Medicine

*Graduate researcher/assistant

本书主编

ANITA GUPTA, DO, PHARMD, MPP

Robertson Fellow and Liechtenstein Institute Fellow

Graduate Associate, Julius Rabinowitz Center for Public Policy and Finance

Woodrow Wilson School of Public and International Affairs

Princeton University

Princeton, NJ

章节编著

ELENA N. GUTMAN, MD

Assistant Professor, Department of Anesthesiology

Yale School of Medicine

Yale University

New Haven, CT

丛书主编

MICHAEL E. HOCHMAN, MD, MPH

Associate Professor, Medicine

Director, Gehr Family Center for Health Systems Science

USC Keck School of Medicine

Los Angeles, CA

"作者梳理出麻醉学领域 50 篇最具影响力和最重要的研究论文，并精心做出了引人入胜的总结。他们详尽剖析了每项研究，讨论了各项研究的优点、不足和重要意义。其中一些特别令人关注的领域包括镇痛药、重症监护、区域麻醉和产科麻醉等。对于想要以一种便捷的方式温习文献，并提升对患者医疗护理品质的麻醉医生来说，本书无疑是一份宝藏。"

——**Steven P. Cohen, MD,** Chief of Pain Medicine & Director of Clinical Operations,
Professor of Anesthesiology & Critical Care Medicine, Neurology and
Physical Medicine & Rehabilitation,
Johns Hopkins School of Medicine,
Director of Pain Research,
Walter Reed National Military Medical Center,
Professor of Anesthesiology and Physical Medicine & Rehabilitation,
Uniformed Services University of the Health Sciences,
Baltimore, MD

"随着医学创新步伐的不断加快，发表的医学文献数量也飞速增长，让人难以及时跟进掌握。当我们努力去理解新的研究证据对临床实践的重要指导意义时，了解当前的临床推荐源自何处，以及开展新研究基于哪些已有的基础是非常重要的。本书是对麻醉学领域中与临床实践密切相关的最重要的 50 项临床研究的精彩总结。我强烈推荐给所有的麻醉医生。"

—**Richard W. Rosenquist, MD,** Chairman, Department of Pain Management, Cleveland
Clinic, Cleveland, OH

"Anita Gupta 博士是一位有远见的医生 —— 一位真正以改善患者福祉和推动社会进步为使命的、极具人文情怀的医生。她长期致力于医学教育和患者护理，正是这种精神塑造出这部精彩且实用的专著。我深信本书将教育很多学生和医生，助力他们在未来的职业生涯中帮助更多患者，提升他们的生活质量。"

—**Stewart D. Friedman, PhD,** Practice Professor Emeritus,
The Wharton School, University of Pennsylvania, Philadelphia, PA

据统计，我国的手术量在 2019 年已接近 7000 万例次，并以每年近 10% 的速度增长。麻醉作为确保顺利手术和舒适化诊疗的关键医学手段，受到了越来越多的关注，我国的麻醉学事业也伴随着医学科技领域的快速发展取得了长足进步。随着麻醉学科的日益精进，近年来，麻醉学的关注重点已不仅仅是术中安全，而是向更加广泛的围手术期医学方向转变。同时，随着我国社会老龄化步伐的加快，高龄患者接受麻醉手术的比例也逐年增加，高龄患者常合并一种或多种内科疾病，如高血压、糖尿病、心血管疾病、慢性阻塞性肺疾病等；同样的麻醉，高龄患者的风险远高于年轻患者。以上这些变化均对麻醉临床实践提出了更高的要求，也更加需要实施符合循证证据的麻醉选择、监测方式与手段、围手术期管理、多模式镇痛、困难气道管理，以及围手术期心、脑、肺等重要脏器的保护等，唯有如此，方可提升患者（特别是儿童、高危和高龄患者）围手术期甚至远期的安全性和生活质量。

随着我国麻醉学科在全球影响力的提升，一系列基于中国人群的高质量临床研究在 *JAMA*、*Lancet* 等国际知名期刊发表；但与其他学科相比，我国麻醉界在源头创新和产出高等级循证医学证据方面的临床研究尚显不足，仍需针对重大临床问题开展系列研究，回答麻醉与围手术期医学领域的很多重要问题，进而提升患者的医疗护理质量。作为临床医生，想要实现上述目标，需从学习"历史文献"、理解证据开始。在充分理解现有证据如何形成的基础上，进一步发现新问题、提出新问题，激发临床研究的思维、提升临床研究的能力，最终解决新问题。

本书正是基于麻醉医生的这一迫切需求，精心选择了近几十年来全球麻醉学领域最具影响力和最重要的 50 项研究，以结构化的方式进行细致解读，读来清晰、简洁、有序，并与临床息息相关，这些临床研究信息应该说对所有麻醉医生都至关重要，研究重点和热点突出，可以为每一位对科研感兴趣的麻醉医生开展高质量临床研究，进一步提升临床实践水平奠定坚实的证据基础，可谓"以史为鉴，赋能临床"。

从成千上万项研究中挑选出具有里程碑意义的 50 项临床研究绝非易事，相信这些最终入选的精品研究一定是麻醉医生最为关心和最想学习的，也会对患者的生活质量与转归产生重大影响。

希望这本内容丰富又极具特色的专著，能帮助各位同道去理解有价值的证据对我们每天的临床麻醉工作、对患者及其家人的重要意义，并确保我们以扎实的证据为患者提供最好的麻醉医疗服务。

严 敏

浙江省医学会麻醉学分会前任主任委员

浙江省麻醉质量控制中心常务副主任

浙江省住院医师规范化培训麻醉科专业质量控制中心主任

浙江大学医学院附属第二医院麻醉手术部主任

2023 年 9 月

当我还是医学院大三学生时，曾询问过一名高级住院医生，看他可否给我推荐一份能代表当前全科医学实践关键性研究的清单，我觉得在毕业前自己应该了解和学习这些内容；之所以找他，是我觉得他似乎能引用人类历史上的每一篇医学研究。他告诉我，"别担心，随着不断的学习，你一定会学到关键性的研究"。

但事实证明，选择这些关键研究并不容易，我的上级主治医生经常告诫我，我并不了解他所在领域的关键文献。更重要的是，由于当时我对医学文献的理解能力平平，因此对自己的临床决策缺乏信心，也难以真正领悟新研究成果的意义。直至经过艰苦的努力，我顺利进入住院医生阶段，才终于感觉自己可以自如面对最新的和基础性的医学文献。

现在作为一名执业全科医生，我意识到我不是唯一努力去熟悉那些构建了循证医学基础的关键医学研究成果的医生。许多与我共事的医学生和住院医生告诉我，他们常对医学文献感到不知所措，无法正确理解和应用最新的研究结果，因为他们对已经发表的研究结果缺乏深入理解。即使有多年工作经验的医生，对医学证据基础也仅有粗略了解，日常医疗还是主要根据个人经验做出临床决策。

我最初编写 50 *Studies Every Doctor Should Know* 一书，旨在帮助医学专业人士（甚至是有兴趣了解更多医学研究的外行读者）快速了解对临床实践产生重要影响的经典研究。但我很快就意识到，读者对精炼出医学证据的需求远远超过我这本书所能提供的。这本书出版后不久，我便开始接到来自医学各专科医生的电话，他们想知道能否再出一本聚焦于他们所在领域研究的专著；因此，我们与牛津大学出版社优秀的编辑团队合作，将我的第一本专著拓展成一个系列，分别介绍内科、儿科、外科、神经病学、放射学、重症监护医学和麻醉学等各专科领域的关键研究。当然，还有涉及其他专科的分册正在编写中。

我对这本最新的麻醉分册尤其感到兴奋，本书是两位敬业的编著者——Anita Gupta 博士和 Elena N. Gutman 博士——辛勤工作的结晶，他们不知疲倦地选取和总结了各自领域最重要的研究。与其他医学学科相比，麻醉领域严格的随机试验往往较少。尽管如此，Gupta 博士和 Gutman 博士还是梳理出为麻醉相关领域核心问题提供了重要经验和借鉴的研究。我深信，本书既可为麻醉领域的新人提供完美的起飞平台，也可以为已执业的麻醉医生、内科医生、麻醉护士和其他麻醉专业人员提供有益的指导。本书还强调了每项研究存在的局限性和不足，这些可能会激励研究人员去解决该领域悬而未决的关键问题。特别感谢牛津大学出版社优秀的编辑 Andrea Knobloch 和 Emily Samulski，他们为本书的出版倾注了巨大的心血和创造力。很高兴我有机会参与本书的出版工作，在这一过程中，我也学到了很多麻醉学的知识。

相信读者朋友一定会从中获得更多对麻醉学的深刻见解。

Michael E. Hochman, MD, MPH

在过去的几十年里，医疗实践出现了从基于权威经验到基于证据的重要转变。许多专科均发生了这一变化，但不同学科间开展的作为构建医疗基础的临床试验的数量和规模差异较大：例如，心脏病学领域开展的临床试验数量巨大，已形成常态；而在麻醉学领域，直至近期，有关麻醉相关性死亡等罕见结局发生率的绝大部分证据依然来自小型试验或结案索赔。尽管如此，麻醉学的证据量已显著增长，大量重要的研究助力当今麻醉学最佳临床实践的形成。Anita Gupta 博士主编的这本关于麻醉学领域临床研究的专著是牛津大学出版社出版的 *50 Studies Every Doctor Should Know* 丛书的最新分册。

Gupta 博士在本书中使用了一种模板方法，评估了每项研究的质量、局限性和意义，从而使读者更好地理解这些研究，并将该研究结果整合于临床决策中。Gupta 博士在疼痛管理、药理学方面专业素养深厚，并在攻读公共政策硕士学位期间接受了额外的训练，因此她是编写本书非常理想的人选。她在普林斯顿大学伍德罗·威尔逊公共卫生和国际事务学院的学习以及与世界卫生组织合作的经历，进一步为她编写本书提供了重要的专业支撑。相信本书一定会使麻醉医生获益匪浅，提升麻醉医生对文献的理解及循证医学临床实践水平。

Lee A. Fleisher, MD

Robert D. Dripps Professor and Chair of Anesthesiology and Critical Care

Perelman School of Medicine of the University of Pennsylvania

Philadelphia, PA

我第一次见到 Gupta 博士时，她刚刚开始在普林斯顿大学伍德罗·威尔逊公共政策和国际事务学院学习卫生政策。她决定暂停在一家知名学术型医院的麻醉医生工作，以便研究在费城持续存在的阿片类药物滥用相关的卫生政策问题，而此时正值其临床麻醉事业蒸蒸日上之时。我记得当时我十分惊讶于一名麻醉医生会做出如此大胆和激进的职业转变。她并未在意我明显的偏见，并解释说，正是作为麻醉医生带给她的职业思考，她才感到自己应该有一个特殊的目标，也就是要借助她在顶尖大学受训后获得的专业经验，通过一种以证据为引领的方式去改变公共政策。她确信，那些理解证据基础并一直站在医疗第一线的医生迫切需要成为政策制定者。她说得很有道理，我也学会了不要以专业背景去质疑一个人的动机。同样令人印象深刻的是，她选择了可能是美国最严格的课程项目来学习公共政策。最终证明，她的选择是完全有道理的，因为我越来越清楚，Gupta 博士并非一个在不充分了解现有证据的情况下就做出重大决策的人。

证据基础是我们的工作指南，但我们不可能对临床的每一项决策都开展随机对照试验。当我得知 Gupta 博士与她的合著者花费数年时间为麻醉医生编写了该领域 50 项最重要的研究时，我的第一反应是这件事她又做对了。

本书是针对临床医生的指导性专著，临床医生必须将可用的最佳证据转化为独特临床情境下的医疗"武器"。理解一项研究为什么重要有时并不难，因为医学的艺术性就包括将研究成果转化为现实世界中的决策，我们与患者每天都会面临这些至关重要的决策。我认为，从一个有天赋且训练有素的医生身上去学习具有特殊的价值。我希望读者谨记：正是 Gupta 博士的专业经历和生活阅历让这本书如此与众不同。

Gupta 博士告诉我们，作为医生，我们有特殊的责任把已有的研究证据转化为更好的临床实践以服务病患，我们也希望所有的医生都能做到这一点。

Jonathan R. Pletcher, MD
Director, Medical Services
University Health Services
Princeton University
Princeton, NJ

你还记得自己进入医学院的第一天吗？许多人可能很难回忆起这一天的所有细节，但大多数人都会记得自己的感受。通常，他们会回忆起自己当时很兴奋，雄心勃勃，有点紧张，但绝大多数人都很乐观，对即将接诊的患者充满同情。当我开始编写这本专著时，我想到理解我们在医学院第一天的感受是多么重要；即使医学飞速发展，作为医生的我们，每天和终身的感受都应该和我们作为一名医学生第一天时的感受一样。进一步而言，医生需要有坚实的证据基础，以便始终能够以最大的同理心为患者提供尽可能好的医疗护理，使者获得更好的结局。业内对临床研究的需求日益增长，但理解医学证据较为复杂耗时，而且当我们沦陷于大量需完成的任务时，那种兴奋的感觉可能会转瞬即逝。

为了理解证据，医生必须能够获得清晰、简洁、有序和与临床相关的信息。本书恰如其分地做到了这些。我试图梳理出那些对全世界麻醉医生都至关重要的信息，本书总结了麻醉学领域热点的信息，简明扼要地在几页的篇幅里介绍了麻醉学领域最新和最有影响力的研究。

那么，这些研究是如何挑选出来的呢？将数百项具有里程碑意义的研究压缩成最后的 50 项绝非易事。许多麻醉医生对这些研究进行了回顾，并最终确定了入选研究。并没有十全十美的方法来决定哪些研究是最为关键的。直至选择过程结束，才最后遴选出对麻醉医生最重要、也是对患者具有重大影响的研究成果。对于所有麻醉医生而言，在大多数情况下，最终还是归结为那些会影响患者生活的研究证据。这些最后入选的 50 项研究供读者阅读学习。

我真诚地希望各位读者能够和我一样领略到本书的知识性、丰富性，因为她确实是经过多年认真勤勉的筛选和编辑才得以完成。我相信本书一定会有助于麻醉医生的临床实践，帮助大家理解这些有价值的证据对我们的日常工作、对患者的医疗及其家人是多么重要。这些证据可以帮助我们对患者抱有更大的同情心、信心和乐观的态度，并确保我们以最大的同理心，以科学的证据作为基础给患者提供最好的麻醉医疗。

郑重声明

由于医学是不断更新和拓展的学科，因此相关实践操作、治疗方法及药物应用都有可能改变，希望读者审查书中提供的信息资料及相关手术的适应证和禁忌证。作者、编辑、出版者或经销商不对书中的错误或疏漏以及应用其中信息产生的任何后果负责，关于出版物的内容不作任何明确或暗示的保证。作者、编辑、出版者和经销商不就由本出版物所造成的人身或财产损害承担任何责任。

第 1 部分　全身麻醉

第 2 部分　心脏麻醉

第 3 部分　神经麻醉

第1部分

全身麻醉
General Anesthesiology

1

视频喉镜 *vs.* 直接喉镜：一项随机临床试验

在大多数患者中，GlideScope® 视频喉镜提供了与直接喉镜等同或更好的喉镜视野，但需要平均额外增加 16 s 的时间进行气管插管。

——Sun 等[1]

研究问题：GlideScope® 视频喉镜与直接喉镜相比，在声门显露视野和插管所需时间方面如何？

研究开始年份：2003 年。

研究发表年份：2005 年。

研究地点：不列颠哥伦比亚大学，加拿大温哥华。

研究对象：需要气管插管的成年择期手术患者。

排除对象：需要快速序贯诱导（RSI）的患者，有颅内压增高、已知气道病变或颈椎损伤者。

样本量：200 例。

研究概况：见图 1.1。

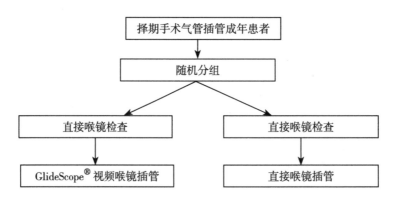

图 1.1 研究设计概况

研究干预：进行标准麻醉诱导和应用非去极化肌肉松弛剂后，所有患者均由一名麻醉医生使用 Macintosh 3 号镜片进行初始直接喉镜检查，该医生不参与后续插管或患者管理。在麻醉诱导前将患者随机分组，两组分别使用 GlideScope® 视频喉镜或直接喉镜进行气管插管。记录初始和插管时 Cormack 和 Lehane[2]（C&L）喉镜下声门显露分级。初始的 C&L 声门显露分级情况对负责气管插管的麻醉医生设盲。记录总插管时间（TTI）。TTI 被定义为插管器械进入患者口腔直至检测到呼气末二氧化碳的时间。如需多次插管，患者在两次尝试之间接受加压面罩通气，且这段时间不被记录为 TTI 的一部分。

研究终点

- 主要结局指标：直接喉镜和 GlideScope® 视频喉镜之间的 C&L 喉镜声门显露分级差异。
- 次要结局指标：就 C&L 分级和气道测量而言，直接喉镜和 GlideScope® 视频喉镜之间 TTI 的比较。

结　果

- 两个研究组中的患者特征和气道参数相似。
- 在直接喉镜组中，初始和插管时 C&L 喉镜声门显露分级之间具有高度一致性。
- 初始 C&L 喉镜声门显露分级与 Mallampati（MP）分级[3]的增加和甲颏间距（TMD）的减少之间存在显著关系，但与体重指数（BMI）无关。 MP 分级、TMD 或 BMI 与 TTI 之间没有关系。
- 直接喉镜组中随着 C&L 分级的增加，TTI 有所增加，但在 GlideScope® 视频喉镜组中 TTI 并未相应增加。GlideScope® 视频喉镜组的平均 TTI 总体比直接喉镜组长 16 s，平均增加了 50%。这一差异主要是由 C&L 喉镜声门显露 1 级和 2 级患者导致的。对于 C&L 3 级患者，两组之间的 TTI 无显著性差异。
- 大多数患者使用 GlideScope® 视频喉镜相比直接喉镜可获得更好的 C & L 分级（$P < 0.001$）。值得注意的是：15 名 C&L 3 级患者中的 14 名（14/15，93.3%）在 GlideScope® 视频喉镜下获得了更好的 C&L 喉镜声门显露分级。
- 全组 9 名患者需多次尝试插管（直接喉镜组 3 名，GlideScope® 视频喉镜组 6 名）。对于需要多次尝试插管的 6 名 GlideScope® 视频喉镜组病例，在喉镜显示屏上能看到喉部有良好的视野显露，但将气管导管（ETT）置入喉部时存在困难。

评价与局限性：本研究在入组 200 名患者时提前终止，因为数据表明 GlideScope®
视频喉镜组已显示出主要结局指标的差异。为了获得更充分的统计学差异，证明
以 TTI（可接受 ≤ 30 s 的差异）作为结局指标的直接喉镜和 GlideScope® 视频喉镜
插管之间的等效性，需要再增加 250 名患者。

其他相关研究和信息

- 一项观察性研究比较了采用 Macintosh 直接喉镜或 Miller 直接喉镜与
GlideScope® 视频喉镜进行首次气管插管的成功率。采用倾向性匹配评分
选择了 626 名受试者，匹配基于多种因素（例如：MP 分类、颈椎活动度、
张口度、牙列、体重和既往气管插管史等）。对于首次插管尝试，直接
喉镜的成功率为 80.8%，而改良 GlideScope® 视频喉镜的成功率为 93.6%（P
< 0.001）。在直接喉镜首次插管尝试失败后，使用改良 GlideScope® 视频
喉镜插管的成功率为 99%[4]。

- 尽管采用 GlideScope® 视频喉镜会有很好的声门显露视野，但在将 ETT 置
入喉部时偶尔还是会出现困难；因此，近期开展了一项随机对照试验，
纳入了 160 例需要择期行气管插管的患者，旨在评估使用 GlideScope®
视频喉镜进行经口气管插管时，在进镜前先将 ETT 插入口腔是否能更
快或更容易地成功插入喉镜。结果显示：无论口咽部先插入 ETT 还是
GlideScope® 视频喉镜，完成气管插管的时间或主观感受到的插管难易程
度均无显著的统计学差异[5]。

- 美国麻醉医师协会（ASA）制定了针对困难气道管理的实践指南，该指南
吸收了不同荟萃分析的结果，这些分析中纳入了多项在预期或模拟困难
气道患者中开展的随机对照试验，以对比视频喉镜辅助与直接喉镜的效
果。研究表明：视频喉镜辅助可获得更好的声门视野显露、更高的插管
成功率和第一次插管成功率。研究显示，两种插管方法之间的 TTI、气道
损伤、唇 / 牙龈损伤、牙齿损伤或咽喉部疼痛情况无差异[6]。

总结与启示　这是第一个对比 GlideScope® 视频喉镜和 Macintosh 直接喉镜用于气
管插管的随机临床试验。GlideScope® 视频喉镜是无须对口腔、咽和喉轴线进行对
齐即可查看声门视野的新型视频喉镜。在大多数患者中，GlideScope® 视频喉镜相
较于传统直接喉镜提供了更好的喉镜视野，特别是在 C&L 3 级患者中，表明它在
困难气管插管方面具有优势。但在 C&L 1 级和 2 级患者中，插管时间的增加和多
次插管的尝试表明：GlideScope® 视频喉镜可能并非无传统直接喉镜插管禁忌证患
者首选的插管工具。视频喉镜已成为气道管理的重要手段。

临床案例 视频喉镜

▶ **病史**　一名 59 岁男性患者因择期腹腔镜疝修补手术需全身麻醉，计划行气管插管。该患者有既往手术史。回顾上一次的麻醉记录，发现该患者系一级口罩通气，但需两次尝试使用不同结构的 Macintosh 3 号镜片进行气管插管，且两种不同直接喉镜显露时，喉镜视野均为 C&L 3 级。自上次手术以来，该患者体重又增加了 40 kg。了解上述信息后，应如何管理该患者气管插管期间的气道？

▶ **参考答案**　结合病史，该患者有多种气管插管准备的选择。考虑到病史中既往使用直接喉镜插管困难且目前又有增重的情况，使用视频喉镜可能会改善 C&L 视野，提高气管插管的一次成功率。另外，还可以使用弹性探条（Bougie）、喉罩通气、纤维支气管镜等，当然还要有额外的麻醉医生在场以备不时之需。

（蔡叶 译；孙建良 审校）

参考文献

[1] Sun DA, Warriner CB, Parsons DG, et al. The GlideScope Video Laryngoscope: randomized clinical trial in 200 patients. Br J Anaesth, 2005, 94(3):381–384.

[2] Cormack RS, Lehane J. Difficult tracheal intubation in obstetrics. Anaesthesia, 1984, 39(11): 1105–1111.

[3] Mallampati SR, Gatt SP, Gugino LD, et al. A clinical sign to predict difficult tracheal intubation: a prospective study. Can Anaesth Soc J, 1985, 32(4):429–434.

[4] Ibinston JW, Ezaru CS, Cormican DS,et al. GlideScope use improves intubation success rates: an observational study using propensity score matching. BMC Anesthesiol, 2014 ,14:101.

[5] Turkstra TP, Cusano F, Fridfinnson JA, et al. Early endotracheal tube insertion with the GlideScope: a randomized controlled trial. Anesth Analg, 2016,122(3):753–757.

[6] Apfelbaum JL, Hagberg CA, Caplan RA, et al. Practice guidelines for management of the difficult airway: an updated report by the American Society of Anesthesiologists Task Force on Management of the Difficult Airway.Anesthesiology, 2013,118(2):251–270.

2

困难气道管理：一项结案索赔分析

在困难气道管理中，1993—1999 年间发生的与麻醉诱导相关的死亡或脑损伤，相较 1985—1992 年出现下降。

——Peterson 等 [1]

研究问题：在困难气道管理中，由失误导致的医疗事故索赔的法律责任模式是什么？

资金来源：美国麻醉医师协会（ASA）。

研究开始年份：1985 年。

研究发表年份：2005 年。

研究地点：ASA 结案索赔项目（结构化评估全美 35 家专业责任保险公司有关麻醉医生已结案索赔的不良麻醉事件）。

研究对象：1985—1999 年发生的 ASA 困难气道管理结案索赔病例。

样本量：179 例。

研究概况：见图 2.1。

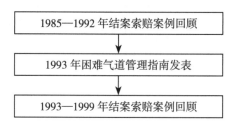

图 2.1　研究设计概况

研究干预：对 ASA 结案索赔数据库中困难气道索赔案例采用标准化数据收集方法进行回顾性评估。研究分别涵盖了 1993 年 ASA 困难气道管理指南发布前后的两个时间段（1985—1992 年和 1993—1999 年）[2]。研究者比较了患者和案例特征、结局、责任和导致死亡或脑损伤的风险因素等。

研究终点：困难气道管理、结局以及 1993 年困难气道管理指南在诉讼中的作用。

结　果

- 在 179 个困难气道索赔案例中，48%（$n=86$）来自 1985—1992 年，52%（$n=93$）来自 1993—1999 年。两个时间段的患者和案例特征除了紧急手术的比例外均相似。

- 大多数索赔（$n=156$）涉及围手术期管理（诱导期间、手术期间、拔管期间或恢复期间），13%（$n=23$）涉及手术室外（如重症监护室）。在围手术期索赔中，67% 发生在诱导期间，15% 发生在手术中，12% 发生在拔管期间，5% 发生在恢复期间。

- 死亡 / 脑死亡发生于全部手术室外索赔案例及半数以上的围手术期索赔案例。困难面罩通气和发生气道紧急情况增加了死亡 / 脑死亡的概率。

- 在出现紧急气道情况的索赔案例中，在尝试进行紧急非外科性通气或建立外科气道通路之前，持续尝试插管会导致更差的结果。

- 在 12 个索赔案例中尝试清醒插管但未成功，结果导致了 75% 的患者死亡 / 脑死亡。两种临床场景下的清醒插管易导致不良后果：一是咽部感染时的镇静 / 气道管理工具置入，二是因技术问题或患者不合作导致清醒插管尝试失败后进行麻醉诱导。

- 大多数拔管或复苏期索赔案例与麻醉诱导、肥胖和（或）睡眠呼吸暂停患者的插管困难有关。

- 与 1985—1992 年（62%）相比，1993—1999 年麻醉诱导导致死亡 / 脑死亡的索赔比例（35%）显著降低。

- 两个时间段发生的索赔案例及围手术期和手术室外索赔案例之间没有法律责任上的区别。超过一半的困难气道索赔已经支付。1993—1999 年，困难气道管理指南在 18% 的索赔案例中进行了讨论，并用于捍卫或批评相应的气道管理。

评价与局限性：该回顾性审查缺乏分母数据，使得相关事件和实践变化之间的因果关系难以明确。难以估计困难气道管理急救技术的相对安全性和有效性。因严重损伤和不符合规范的气道管理导致的诉讼存在案例选择偏差，损伤发生和索赔案例在数据库中出现之间的时间延迟（估计为 3~6 年），使得评估培训或新技术（如纤维支气管镜）对法律责任的影响变得更加困难。

其他相关研究和信息

- 研究表明，在急诊气道情况下，反复经直接喉镜尝试气管插管可导致气道和血流动力学不良事件，因此建议在 3 次直接喉镜尝试气管插管失败后，考虑使用先进的气道设备（如纤维支气管镜、视频喉镜等）或替代性气道救援技术 [3]。

· ASA 关于困难气道管理的任务小组于 2013 年 2 月发布了最新的实践指南，指南列出了气道评估、困难气道管理的准备、气管插管与拔管的策略和建议以及后续管理的建议 [4]。

总结与启示　虽然这是一项回顾性的综述，但对困难气道事故索赔案例的分析显示，1993—1999 年麻醉诱导所致的死亡或脑损伤索赔案例少于 1985—1992 年，这表明 1993 年发布的困难气道指南改进了在预期出现困难气道情况下的气道管理计划。自 1993 年以来，ASA 困难气道管理指南已被用来为气道管理诉讼案例进行气道管理的辩护或批评。

临床案例 **困难气道管理**

▶ **病史**　一名 45 岁的男性正在接受腹腔镜胆囊切除术。该患者肥胖、颈部粗短，患有阻塞性睡眠呼吸暂停。您将在手术开始后不久接管麻醉管理工作。麻醉医生报告称，患者的面罩通气评级为 3 级、插管困难。使用直接喉镜 Macintosh 3 号和 4 号镜片无法窥见声带和杓状软骨。随后放置了喉罩并经喉罩通气直至取得视频喉镜。使用视频喉镜 3 号镜片发现喉镜下声门分级为 3 级，但仍无法经声门插入气管导管。改用视频喉镜 4 号镜片并重新调整患者头部后，喉镜下声门分级提高到 2 级，插管成功。注意到该患者舌扁桃体明显肥大。如何制定接下来的围手术期气道管理方案？

▶ **参考答案**　在手术操作期间、拔管和恢复期间，应随时准备好视频喉镜。给手术团队和恢复室工作人员的报告应包括对面罩通气和插管尝试的详细描述。麻醉医生应在病历中记录困难气道的存在和性质，包括使用的各种气道管理技术的描述。应告知患者其困难插管的状态。可以考虑使用诸如书面报告或信函、与患者的初级保健提供者沟通，或者考虑使用手环或等效识别设备等。

（蔡叶 译；孙建良 审校）

参考文献

[1] Peterson GN, Domino KB, Caplan RA, et al. Management of the difficult airway: a closed claims analysis. Anesthesiology, 2005,103(1):33–39.

[2] Caplan RA, Benumof JL, Berry FA, et al. Practice guidelines for management of the difficult

airway: a report by the American Society of Anesthesiologists Task Force on Management of the Difficult Airway. Anesthesiology, 1993,78:597–602

[3] Mort TC. Emergency tracheal intubation: complications associated with repeated laryngoscopic attempts. Anesth Analg, 2004 ,99(2):607–613.

[4] Apfelbaum JL, Hagberg CA, Caplan RA, et al. Practice guidelines for management of the difficult airway: an updated report by the American Society of Anesthesiologists Task Force on Management of the Difficult Airway. Anesthesiology, 2013,118(2):251–270.

3

面罩通气困难和失败的预测因素

实施面罩通气是困难插管时的一项重要抢救技术，因此，面罩通气
失败意味着患者将面临很高的并发症发生率和死亡率。

——Kheterpal 等[1]

研究问题：面罩通气困难和失败的发生率和预测因素是什么？它们如何与最终的
气道管理结局进行比较？

研究发表年份：2006 年。

研究地点：密歇根大学，密歇根州安阿伯市。

研究对象：在 24 个月内接受全身麻醉，尝试过面罩通气的成年患者。

排除对象：因放置气管切开导管导致面罩通气失败的 2 例患者。

样本量：22 660 例。

研究概况：见图 3.1。

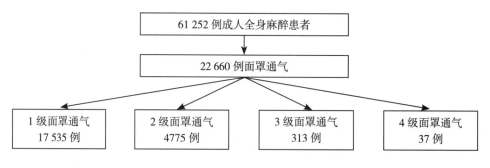

图 3.1　研究设计概况

研究终点

· 主要结局指标：采用由 Han 等[2]最先介绍的 4 分量表（1~4 级）来评估
面罩通气的难易度。

· 次要结局指标：由 Cormack 和 Lehane 定义的直接喉镜声门视野[3]，这是

对由直接喉镜声门视野分级为 3 级或 4 级所致困难插管的主观评估，或超过 3 次以上的插管尝试，以及使用直接喉镜成功气管插管的能力。

结　果

· 在 24 个月的研究期间，分析了 22 660 例尝试面罩通气的病例。

· 313 例（1.4%）为 3 级面罩通气（面罩通气困难），37 例（0.16%）为 4 级面罩通气（面罩通气失败），84 例（0.37%）为 3 级或 4 级面罩通气伴插管困难（表 3.1）。

· 3 级面罩通气（面罩通气困难）的预测指标：BMI $\geq 30 \text{ kg/m}^2$，年龄 ≥ 57 岁，蓄须，Mallampati 分级为 3 级或 4 级，下颌前伸受限，打鼾。

· 4 级面罩通气（面罩通气失败）的预测指标：甲颏间距 < 6 cm 及打鼾。

· 3 级或 4 级面罩通气伴插管困难的预测指标：下颌前伸受限或严重受限，过厚或肥胖的颈部解剖结构，睡眠呼吸暂停，BMI $\geq 30 \text{ kg/m}^2$，打鼾。

· 在 37 例 4 级面罩通气（面罩通气失败）的病例中：26 例患者无插管困难，10 例患者出现困难插管，1 例患者无法插管并需要紧急环甲膜切开。

· 出于对无法通气和插管的考虑，麻醉医生可能会选择纤维支气管镜引导的清醒气管插管，因此排除了这些患者；在本研究中，选择纤维支气管镜引导的清醒气管插管的患者与标准诱导人群相比，3 级或 4 级面罩通气的发生率更高，且具有统计学差异。

表 3.1　面罩通气分级和发生率

级　别	描　述	例　数（%）
1	面罩通气	17 535（77.4）
2	需要口咽通气道的面罩通气 / 使用或不使用肌松剂	4775（21.1）
3	面罩通气困难：无法维持氧合或氧合不稳定，或需要两名操作者，使用或不使用肌松剂	313（1.4）
4	面罩通气失败：无论是否使用肌松剂，均无法面罩通气，定义为在使用了气道辅助工具以及有额外人员帮助的情况下，在尝试正压通气的过程中，没有呼气末二氧化碳波形，也没有明显的胸壁运动	37（0.16）

评价与局限性：为了避免干扰临床工作，作者并未标准化面罩通气和直接喉镜插管的条件，这可能会影响结果。未使用带有图表和广泛释义的数据收集表格来帮助操作者进行准确的选择和记录。既往仅使用了 3 种面罩通气类型（面罩通气容易、困难和失败），但在本研究中采用了更严格的困难面罩通气定义，因此可

能低估了3级面罩通气的临床意义。由于仅观察到37例患者为4级面罩通气，从而使分析和推导出可靠的4级面罩通气预测因素的能力受限。

其他相关研究和信息

- 2013年，Khtetrpal等[3]发表了关于围手术期面罩通气困难伴喉镜显露困难的发生率、预测因素和结局的多中心研究。698例患者有3级或4级面罩通气伴喉镜显露困难（声门显露分级3级或4级，或≥4次的插管尝试），发生率为0.40%（类似于2006年研究中报道的0.37%）。

- 在2013年的研究中，面罩通气困难和喉镜显露困难的独立预测因素包括：年龄 ≥ 46岁，BMI ≥ 30 kg/m^2，男性，Mallampati分级3级或4级，颈部肿块或放疗，甲颏间距短，睡眠呼吸暂停，存在影响进镜或面罩通气的牙齿（"龅牙"），蓄须，脖颈粗，颈部活动受限，以及下颌前伸受限等。

总结与启示 本研究首次记录了面罩通气失败的发生率和预测因素。在本研究中，面罩通气失败的发生率为0.16%。面罩通气困难或失败的风险因素包括：BMI ≥ 30 kg/m^2，年龄 ≥ 57岁，蓄须，Mallampati分级3级或4级，下颌前伸受限，打鼾及甲颏间距 < 6 cm。其中一些风险因素，如过厚或肥胖的颈部解剖结构、睡眠呼吸暂停，也是气管插管困难的风险因素。本研究及后续研究中，绝大多数面罩通气困难、面罩通气失败及困难插管的病例最终都成功气管插管。

临床案例 | 面罩通气困难患者的准备

▶ **病史** 一名64岁男性患者拟行全身麻醉下结肠部分切除术，进行术前评估。患者肥胖，BMI为34 kg/m^2，未进行正式的睡眠试验。自述有严重打鼾，白天疲劳，除结肠腺癌外无其他基础疾病。气道评估示颈部短粗，颈部活动度正常，甲颏间距 > 6 cm，Mallampati分级3级，牙齿正常，下颌前伸正常，蓄须。根据病史及术前评估，对该患者如何进行气道管理？

▶ **参考答案** 该患者存在面罩通气困难的多种风险因素，唯一可改变的风险因素是蓄须，可以要求患者在术前进行修剪。面罩通气诱导前的准备工作包括找另外一名麻醉医生从旁协助，并备好口咽通气道、鼻咽通气道和喉罩等。该患者同时也存在插管困难的多种风险因素。额外的插管设备如视频喉镜也需要准备到位。

（陈娅璇 译；孙建良 审校）

参考文献

[1] Kheterpal S, Han R, Tremper KK, et al. Incidence and predictors of difficult and impossible mask ventilation. Anesthesiology, 2006, 105(5):885–891.

[2] Han R, Tremper KK, Kheterpal S,et al. Grading scale for mask ventilation. Anesthesiology, 2004, 101(1):267.

[3] Cormack RS, Lehane J. Difficult tracheal intubation in obstetrics. Anaesthesia, 1984, 39(11):1105–1111.

[4] Kheterpal S, Healy D, Aziz MF, et al. Incidence, predictors, and outcome of difficult mask ventilation combined with difficult laryngoscopy: a report from the Multicenter Perioperative Outcomes Group. Anesthesiology, 2013, 119(6):1360–1369.

4

围手术期正常体温与心脏事件发生率

存在心血管风险因素的患者行非心脏手术时，维持围手术期体温正常可降低不良心血管事件和室性心动过速的发生率。

——Frank 等 [1]

研究问题： 通过加温维持围手术期体温正常能否降低术后心血管事件发生率？

资金来源： 美国国立卫生研究院（NIH）和马林克罗（Mallinckrodt）制药公司。

研究开始年份： 1992 年。

研究发表年份： 1997 年。

研究地点： 美国约翰斯·霍普金斯医院。

研究对象： 计划接受外周血管手术、腹部手术或胸部手术，且计划术后转入重症监护病房（ICU）的 60 岁以上患者。患者需有冠状动脉疾病史，或根据既定标准判定为冠状动脉疾病高危人群。

排除对象： 术前鼓膜温度＜ 36℃或＞ 38℃，基线心电图异常干扰心肌缺血检测，或有雷诺（Raynaud）病史或甲状腺疾病史的患者。

样本量： 300 例。

研究概况： 见图 4.1。

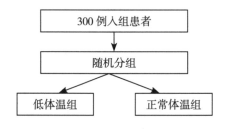

图 4.1　研究设计概况

研究干预： 所有患者均接受常规的保温护理，包括手术室恒温设置为 21℃，所有的静脉输液和血制品加温处理，呼吸机回路加温加湿。对每名患者的 8 个部位进行体温检测（2 个核心部位和 6 个皮肤表面部位）。对照组（低体温组）患者术后由护士自行决定使用一条或两条温棉毯。干预组（体温正常组）患者术中采用上半身或下半身充气加温，术后 ICU 治疗的前 2 h 采用全身充气加温。

随访时间：手术后 24 h。

研究终点

- 主要结局指标：不良心脏事件（心脏停搏、心肌梗死或不稳定型心绞痛 / 心肌缺血）。
- 次要结局指标：动态心电图捕捉到室性心动过速 [心室率 > 100/min 时记录到 ≥ 5 次室性期间收缩（早搏）]。

结　果

- 低体温组和体温正常组在术前人口统计学特征、麻醉技术、有创血流动力学监测、术中血制品和液体需求、术中心肌缺血或室性心动过速的发生率以及术后死亡率方面相似。
- 术后，与正常体温组相比，低体温组患者血管收缩发生率更高（前臂至指尖皮肤表面温度梯度增加），寒战发生率更高（$P < 0.01$），存在高血压的时间延长（根据先前定义的收缩压上限，P=0.04），入 ICU 的平均核心体温低 1.3℃（$P < 0.001$）。
- 术后，正常体温组的心脏事件发生率低于低体温组（1.4% *vs.* 6.3%，P=0.02）。
- 术后，正常体温组的室性心动过速发生率低于低体温组（2.4% *vs.* 7.9%，P=0.04）。
- 通过多变量分析，体温过低是不良心脏事件的独立预测因素（RR=2.2，95%CI=1.1~4.7；P=0.04），表明维持正常体温可使风险降低 55%。
- 与未发生不良心脏事件的患者相比，出现不良心脏事件的患者术后即刻平均核心体温低 1℃。此外，出现不良心脏事件的患者在 ICU 的入住时长比未发生不良心脏事件的患者长 5.5 h（P=0.002）。

评价与局限性：不良心脏事件的发生率较低（共 12 名患者：低体温组 10 名，正常体温组 2 名），这限制了该研究评估正常体温与低体温对心血管结局影响的效能。大多数术后室性心动过速的发作没有症状，被认为没有临床意义。

其他相关研究和信息

- 围手术期体温过低也被证明与手术出血 [2]、伤口感染和住院时间延长有关 [3]。

· 美国麻醉医师协会（ASA）基本麻醉监测标准规定：当预期或怀疑临床上发生显著体温变化时，所有接受麻醉的患者都应进行体温监测[4]。ASA麻醉后监测实践指南指出：应在苏醒和恢复期间定期评估患者体温[5]。

总结与启示 这是第一项评估围手术期体温与心脏预后之间关系的前瞻性随机对照试验。研究表明，维持正常体温可以降低围手术期心血管事件的发生率。维持围手术期正常体温已成为监测标准。

临床案例｜围手术期体温管理

▶ **病史** 一名88岁男性患者，有冠状动脉疾病、高血压和外周血管疾病史，因肺癌接受开胸右上肺叶切除术。患者长期吸烟，放有多个冠状动脉支架。考虑到患者的既往病史和计划的手术，应如何管理该患者以维持围手术期体温正常？

▶ **参考答案** 开胸手术需要较大的手术野显露，并可能出现低体温。该患者应在术前等待区进行加温。术中，应通过加热静脉输液和血液制品来监测和维持核心体温，在呼吸机回路中使用热湿交换器，并尽可能在术野上下放置充气加温毯或加温装置。手术冲洗液也应当加温。如果患者出现体温过低，应提高手术室温度设置。术后应立即进行加温，并密切监测患者的心血管状况。

（陈娅璇 译；孙建良 审校）

参考文献

[1] Frank SM, Fleisher LA, Breslow MJ, et al. Perioperative maintenance of normothermia reduces the incidence of morbid cardiac events. A randomized clinical trial. JAMA, 1997, 277(14):1127–1134.

[2] Schmied H, Kurz A, Sessler DI,et al. Mild hypothermia increases blood loss and transfusion requirements during total hip arthroplasty. Lancet, 1996, 347:289–292.

[3] Kurz A, Sessler DI, Lenhardt R. Perioperative normothermia to reduce the incidence of surgical-wound infection and shorten hospitalization. N Engl J Med,1996, 334:1209–1215.

[4] Standards for Basic Anesthesia Monitoring. ASA website. [2017-08].http://www.asahq.org/quality-and-practice-management/standards-and-guidelines. Approved by the ASA House of Delegates on October 21, 1986, last amended on October 20, 2010, and last affirmed on Dctober 28, 2015.

[5] Apfelbaum JL, Silverstein JH, Chung FF, et al. Practice guidelines for postanesthetic care: an updated report by the American Society of Anesthesiologists Task Force on Postanesthetic Care. Anesthesiology, 2013, 118(2):291–307.

5

围手术期正常体温、手术伤口感染发生率及住院时长

低体温可能会延迟患者伤口的愈合，并易发生伤口感染。术中维持正常体温可能会降低结直肠切除术后患者感染性并发症的发生率，并缩短住院时间。

——Kurz 等[1]

研究问题： 围手术期低体温是否会增加手术伤口感染的发生率，并延长住院时间？

资金来源： 美国国立卫生研究院（NIH），约瑟夫·德朗（Joseph Drown）和马克斯·卡德（Max Kade）基金会，以及奥古斯丁（Augustine）医疗公司。

研究开始年份： 1993 年。

研究发表年份： 1996 年。

研究地点： 美国加州大学旧金山分校和奥地利维也纳大学。

研究对象： 18~80 岁因癌症或炎性肠病行择期结直肠切除术的患者。

排除对象： 接受小的结肠手术的患者和术前 4 周内使用免疫抑制剂的患者，近期有发热和（或）感染，严重营养不良（血清白蛋白 < 33 g/L，白细胞 < 2.5×10^9/L，体重下降 > 20%），或者有肠梗阻。

样本量： 200 例。

研究概况： 见图 5.1。

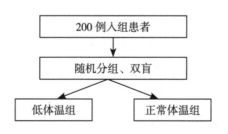

图 5.1 研究设计概况

研究干预： 所有患者均接受标准化麻醉护理和围手术期抗生素治疗。患者被随机分配至术中常规加热护理组（低体温组）或额外加热组（正常体温组）。两组均提供静脉输液加温仪和上半身充气加温毯，仅正常体温组患者的输液加温仪术中启动加温，低体温组的充气加温毯设置为环境温度，而正常体温组设置为40℃。术前、术中、术后分别记录核心体温和皮肤温度。分组情况对外科医生和患者均设盲。低体温组允许的最低核心体温为34.5℃。术后体温未控制。

随访时间： 术后2周。

研究终点

· 主要结局指标：手术伤口感染的发生率（定义为术后15d内出现脓液和培养阳性）。

· 次要结局指标：住院时间、术后至首次进固体食物的天数、术后至拆线的天数、胶原沉积、血管收缩、寒战和热舒适性等。

结　果

· 在纳入200例患者（计划纳入400例患者）后停止，因为两研究组间的手术伤口感染发生率已达到具有统计学显著性的差异。

· 低体温组和正常体温组患者在术前人口统计学特征、手术变量（手术操作、持续时间）、麻醉方式和血流动力学方面相似。

· 正常体温组在手术结束时表现出更高的核心体温 [$\bar{x} \pm s$：（36.6 ± 0.5）℃ vs. （34.7 ± 0.6）℃，$P < 0.001$]，热舒适性更佳，更少发生寒战和血管收缩。

· 低体温组的手术伤口感染发生率是正常体温组的3倍（19% vs. 6%，$P=0.009$）。

· 低体温组的住院时间延长了2d，1d后拆除缝线并进食固体食物，手术伤口胶原沉积明显减少（表5.1）。即使分析仅限于未感染的患者，仍存在

表5.1　主要研究结果 *

结　局	正常体温组（N=104）	低体温组（N=96）	P
未感染患者（%）	6（6）	18（19）	0.009
胶原蛋白沉积（mg/cm）	328 ± 135	254 ± 114	0.04
术后至首次进固体食物的天数	5.6 ± 2.5	6.5 ± 2	0.006
术后至拆线的天数	9.8 ± 2.9	10.9 ± 1.9	0.002
住院天数	12.1 ± 4.4	14.7 ± 6.5	0.001

* 数值为均数 ± 标准差（$\bar{x} \pm s$）

显著差异。

- 多因素回归分析显示，低体温组需要更多的输血，但输血并非增加手术伤口感染率的唯一因素。
- 与正常体温组相比，低体温组术后第 1 天白细胞计数显著降低，术后第 3 天白细胞计数明显升高。
- 吸烟者手术伤口感染的发生率是非吸烟者的 3 倍，且住院时间更长。

评价与局限性： 与先前的报道相比，本研究显示了更高的手术伤口感染发生率，可能是因为所有流出脓液的伤口（培养阳性）都被认为是伤口感染，这些感染的临床意义尚不清楚。该研究是在奥地利进行的，那里的管理性因素和成本因素可能不会影响住院时长，而在管理式医疗（managed-care）的情况下，住院时长可能会受到影响。

其他相关研究和信息

- 在美国，2%~5% 的急诊手术患者会发生手术部位感染（surgical-site infections，SSI），并使住院时间、死亡风险和医疗费用增加 [2]。一项针对术中低体温的荟萃分析研究结果表明，低体温患者的住院费用增加并产生不良后果，包括 SSI 的发生率增加了 64%[3]。
- SSI 的发生率被用作衡量医疗质量的标准。由医疗保险和医疗补助服务中心（CMS）和疾病控制与预防中心（CDC）发起的外科护理改善项目（SCIP）旨在减少手术并发症的发生率，包括 SSI[4]。
- 一项关于清洁手术（乳房、静脉曲张或疝气）的随机对照试验发现，术前给予患者 30 min 的加温，可将感染的发生率从 14% 降至 5%[5]。
- 除 SSI 外，术中低温还与各种并发症有关，包括术后心脏事件、术中失血和输血需求增加，以及麻醉恢复时间延长 [6]。
- 2017 年 CDC 预防手术部位感染的指南指出，围手术期应保持正常体温（IA 类强烈建议，高到中等质量证据）[7]。

总结与启示 本试验表明，大手术围手术期低体温会增加手术伤口感染的发生率、延长住院时间，并对其他结果产生不利影响，包括胶原蛋白形成、第一次进固体食物的时间和拆线的时间等。指南现在推荐使用加温装置和体温监测来减少围手术期低体温的发生率。

临床案例 | 围手术期体温管理

▶ **病史**　一家小型社区医院有 7 间手术室，但只有 3 台输液加温仪和 3 个充气加温器。该医院的最新数据分析表明：与全美平均水平相比，结直肠手术患者的 SSI 发生率有所增加。该院是否应该购买额外的加温设备并将其用于结直肠手术的标准化配备？

▶ **参考答案**　围手术期低温会增加不良事件的发生率、住院时间和医疗费用。在考虑维持正常体温的获益时，重要的是要考虑正在进行的外科手术的数量和类型。如果一家小医院在麻醉监护或局部阻滞下进行大量短时间的手术，那么购买额外的加温设备可能不会带来额外的获益。分析医院的围手术期体温数据，特别是对接受结直肠手术的患者，可能对此会有更深入的认识。

（国奥 译；孙建良 审校）

参考文献

[1] Kurz A, Sessler DI, Lenhardt R. Perioperative normothermia to reduce the incidence of surgical-wound infection and shorten hospitalization. N Engl J Med, 1996, 334:1209–1215.

[2] Beltramini AM, Salata RA, Ray AJ. Thermoregulation and risk of surgical site infection. Infect Control Hosp Epidemiol, 2011, 32(6):603–610.

[3] Mahoney CB, Odom J. Maintaining intraoperative normothermia: a meta-analysis of outcomes with costs. AANA J, 1999, 67(2):155–163.

[4] Rosenberger LH, Politano AD, Sawyer RG. The surgical care improvement project and prevention of post-operative infection, including surgical site infection. Surg Infect (Larchmt), 2011, 12(3):163–168.

[5] Melling AC, Ali B, Scott EM,et al. Effects of preoperative warming on the incidence of wound infection after clean surgery: a randomised controlled trial. Lancet, 2001, 358(9285):876–880.

[6] Reynolds L, Beckmann J, Kurz A. Perioperative complications of hypothermia. Best Pract Res Clin Anaesthesiol, 2008, 22(4):645–657.

[7] Berrios-Torres SI, Umscheid CA, Bratzler DW,et al. Centers for Disease Control and Prevention Guideline for the Prevention of Surgical Site Infection, 2017. JAMA Surg, 2017, 152(8):784–791.

6

可预防的麻醉事故

一种改良的关键事件（critical-incident）分析技术用于回顾性检查麻醉实践中的人为错误和设备故障的特征。大多数可预防的事故涉及人为错误（82%），以及呼吸通路断开、无意间的气体流量变化及药物注射错误，这些是最常见的问题。

——Cooper 等[1]

研究问题： 人为错误如何导致可预防的麻醉事故的发生？对于那些频繁发生的事故，是否需要提前进行研究并采取预防措施，以打破固有的事故模式？

资金来源： 美国国立普通医学科学研究所。

研究开始年份： 1975 年。

研究发表年份： 1978 年。

研究地点： 麻省总医院，美国马萨诸塞州波士顿。

研究对象： 麻醉人员（住院医师和主治医师）被要求描述他们在职业生涯中观察到的或直接涉及的事故。当某个事故可能导致或确实导致了不良后果时，将被标记为关键事件。麻醉事故要求具有以下特征：①涉及麻醉团队成员导致的错误或麻醉设备无法正常工作；②患者在麻醉医生监护下发生的事故；③亲眼看见或者涉及事故的人对事件进行了详细描述；④该事件显然是可以预防的。

排除对象： 经麻醉人员评估后对该事件的可预防性存在怀疑，则排除该事件。

样本量： 共进行 47 次访谈，获得了对 359 起可预防事件的描述。

研究概况： 见图 6.1。

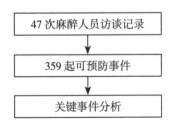

图 6.1　研究设计概况

研究干预：进行了一系列的 25 次试点访谈，以评估访谈策略并制定访谈格式。在试点访谈期间收集的信息用于制定初步的事件分类方案。研究对象为随机选择，并通过一封简短的信函向其介绍本研究内容。所有的采访均由同一位采访者进行，采访时间为 60~90 min。使用包含 23 个主要信息类别的分类方案对事件细节进行编码。

研究终点：采用计算机辅助对数据库的趋势和模式进行分析。通过生成 23 个主要信息类别的概述，并通过数字排序技术搜索事件类型和周围环境的非明显聚类（nonobvious cluster），对数据进行检查和统计分析。

结 果

- 共识别和编码了 359 起可预防事件，其中 55% 发生在访谈前 1 年内，82% 涉及人为错误，14% 涉及设备故障。
- 每次访谈中，相关麻醉人员平均提供 7 起事件，而住院医生平均提供 8 起事件。
- 事件的严重性从对患者没有已知负面影响的事件到导致患者死亡的事件不等。
- 表 6.1 列出了 10 类最常发生的事件。
- 危机事件最常发生在麻醉中期，也经常发生在麻醉诱导期。
- 部分事件与麻醉医生值班时能否短时休息（由另一名麻醉医生临时接替）有关。在大多数情况下，临时接替的麻醉医生往往能发现问题，这表明

表 6.1 最常发生的事件

发生事件	发生次数
呼吸通路断开	27
无意间的气体流量变化	22
药物注射错误	19
供气问题	15
静脉输液器断开	11
喉镜故障	11
过早拔管	10
呼吸通路连接错误	9
血容量减少	9
气管导管装置位置改变	7

应采取让值班麻醉医生定期休息的政策，而非必须全程值班，不允许中间短暂休息。

· 根据访谈期间收集的信息，确定了一类"相关因素"，这些因素被认为是与事故相关的促发因素（表6.2）。

表 6.2　相关因素的总结

相关因素	发生次数
总体经验不足	77
对设备、装置不熟悉	45
与团队、实验室等缺乏沟通	27
匆忙操作	26
疏忽或粗心大意	26
疲劳	24
过度依赖他人	24
未执行正常检查	22
培训或经验——其他因素	22
上级医生未经常来检查	18
环境或同事——其他因素	18
视野受限	17
心理或生理因素——其他因素	16
对外科手术不熟悉	14
注意力分散	13
管控品、药品等的标识不完善	12
监督——其他因素	12
缺乏正常的预防措施	10
对麻醉技术不熟悉	10
教学活动期间	9
畏惧心理	8
紧急情况	6
苛刻的或困难的情况	6
感到无聊	5
操作的性质——其他因素	5
准备不足	3
外科手术进展缓慢	3
其他	3

评价与局限性：这种关键事件的回顾性检查依赖于麻醉提供者从遥远的过去回忆信息。所有涉及呼吸通路断开的事故都被武断地视为人为失误；由于这种断开的频率与设备设计直接相关，因此这些事件也可以被视为设备故障。关于事件发生的时间（白天与夜晚）的信息仅在最后 19 次访谈中被有意引出。

其他相关研究和信息

· 1984 年报道了一项涉及 4 家医院的后续研究，其中包括更详细的分析以及预防或发现关键事件的 10 项潜在策略[2]。

· 对美国麻醉医师协会（ASA）结案索赔数据库的分析显示，1990—2007 年发生索赔患者的主要结局是死亡（26%）、神经损伤（22%）和永久性脑损伤（9%）。在索赔中，最常见的麻醉损害事件是与区域阻滞（20%）、呼吸（17%）、心血管（13%）和设备（10%）相关的事件[3]。

· 2015 年发布的一项研究使用了一个自愿的关键事件报告系统，以确定改善临床护理和患者安全的机会。每个手术完成 20 项并发症清单，所有危机事件均录入麻醉信息管理系统，并重新分类为 95 种不同的危机事件。在 110 310 例手术中，在 3807 例（3.5%）麻醉操作中发现了 3904 起严重事件。区域麻醉遇到技术困难（$n=445$，40/1 万次麻醉）、低血压（$n=432$，39/1 万次麻醉）和意外插管困难（$n=216$，20/1 万次麻醉）是最常发生的危机事件[4]。

总结与启示 本研究建立了一个评估麻醉患者安全性的框架，并揭示了经常发生的可预防事件的模式。这些数据还表明，采用控制人为因素的措施在航空等领域取得成功后，也可以成功应用于临床麻醉的安全管理。

临床案例 | ICU 中的液体复苏

▶ **病史** 一名 27 岁的女性在椎管内麻醉下行择期剖宫产。婴儿出生后，患者感到严重的恶心。麻醉医生拟使用昂丹司琼，但无意中注射了未稀释的去氧肾上腺素。患者主诉头痛，出现高血压。使用硝酸甘油后症状缓解。针对这一用药错误，接下来须做哪些工作？

▶ **参考答案** 当患者从麻醉中恢复后，不良事件应被披露并记录下来。用药错误应报告给质量和安全委员会进行审查。

（国奥 译；孙建良 审校）

参考文献

[1] Cooper JB, Newbower RS, Long CD, et al. Preventable anesthesia mishaps: a study of human factors. Anesthesiology, 1978, 49(6):399–406.

[2] Cooper JB, Newbower RS, Kitz RJ. An analysis of major errors and equipment failures in anesthesia management: considerations for prevention and detection. Anesthesiology, 1984, 60(1):34–42.

[3] Metzner J, Posner KL, Lam MS,et al. Closed claims'analysis. Best Pract Res Clin Anaesthesiol, 2011, 25(2):263–276.

[4] Munting KE, van Zaane B, Schouten AN, et al. Reporting critical incidents in a tertiary hospital: a historical cohort study of 110, 310 procedures. Can J Anaesth, 2015, 62(12):1248–1258.

7

围手术期增加氧输送

使用盐酸多培沙明增加围手术期氧输送可显著降低高危患者手术的
并发症发生率和死亡率。

——Boyd 等 [1]

研究问题：使用盐酸多培沙明增加围手术期氧输送能否降低高危手术患者的并发
症发生率和死亡率?

资金来源：英国费森斯公司（Fisons）。

研究开始年份：1990 年。

研究发表年份：1993 年。

研究地点：英国伦敦圣乔治医院。

研究对象：接受预计持续时间较长（或＞ 1.5 h）的手术患者，有以下情况时被定
义为高危患者——既往存在严重心肺疾病，恶性肿瘤的广泛切除，急性失血量＞
8U，年龄＞ 70 岁且存在一个或多个脏器生理功能储备受限，呼吸衰竭，出现血
流动力学不稳定的急腹症，急性肾衰竭，累及主动脉的晚期血管疾病。

样本量：107 例。

研究概况：见图 7.1。

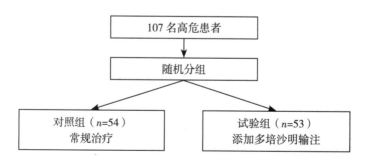

图 7.1 研究设计概况

研究干预: 多培沙明是一种多巴胺类似物,在不显著增加心肌耗氧量的情况下能舒张外周血管并提高心指数(CI)。高风险手术患者被随机分为对照组和试验组,两组患者均于桡动脉及肺动脉放置导管。术前,所有患者均按照相同的治疗目标进行优化,包括:平均动脉压 80~110 mmHg,肺毛细血管楔压 12~14 mmHg,动脉血氧饱和度(SaO$_2$) > 94%,血红蛋白(Hb) > 120 g/ L,尿量 > 0.5 mL/(kg·h)。随机分配至多培沙明组的患者,如果氧输送指数(DO$_2$I)未达到 600 mL/(min·m^2),则继续接受研究药物治疗。多培沙明以 0.5 μg/(kg·min)的剂量开始输注,每 30min 剂量加倍,直至达到最大剂量 8 μg/(kg·min)或 DO$_2$I 达到 600 mL/(min·m^2)。如果患者出现胸痛、心电图显示 ST 段明显压低或心率较基线增加超过 20%,则不再增加多培沙明的剂量。术中继续按照术前达到的剂量输注多培沙明。

术后,在手术中确定的其他符合条件的患者同样被随机分配到对照组或试验组,在手术结束后 2 h 内置入肺动脉导管并进行治疗。术后维持与术前相同的治疗目标和多培沙明给药方案。术中或术后管理均无限制。DO$_2$I 计算公式为:DO$_2$I [mL/(min·m^2)]=CI [L/(min·m^2)] × SaO$_2$(%) × Hb(g/L) × 0.0134。

随访时间: 术后 28 d。

研究终点: 死亡率及并发症(呼吸衰竭、急性肾衰竭、脓毒症、心脏停搏、呼吸停止、肺水肿、胸腔积液、伤口感染、弥散性血管内凝血、急性心肌梗死、腹腔脓肿、术后出血、胃流出道梗阻、脑血管意外、肺栓塞、胸部感染、精神病、肢端缺血等)。

结 果

- 在人口统计学特征、已知的手术风险因素(如吸烟、糖尿病)、研究入组标准、急诊或紧急外科手术的比例方面,两个研究组间没有显著差异。
- 多培沙明组患者术前、术后 DO$_2$I 明显高于对照组。
- 两个研究组的耗氧量无显著差异。
- 多培沙明组患者术前输注液体量明显多于对照组(P < 0.01),但两组患者术后第一个 24 h 内的液体管理无显著差异。
- 多培沙明组术后 28 d 死亡率(5.7%)显著低于对照组(22.2%)(P=0.015),降低了 75%。
- 腹部手术患者的死亡率差异最大。
- 与对照组相比,多培沙明组患者的并发症发生率明显降低(P=0.008)。

评价与局限性: 由于多培沙明的输注是通过滴定来达到特定的供氧目标,因此该研究不能对研究者设盲,但外科医生和麻醉医生均不知道特定患者的研究组分配。

术前随机分配到多培沙明组的 9 例患者未按照试验组患者的方案进行治疗，而多培沙明组中发生的所有死亡均来自该组的 9 例患者（分析在意向性治疗基础上进行）。多培沙明组患者入住 ICU 的时间和住院时间往往更短，但这项研究需要纳入 500 名以上的患者才能证明在住院时间上的显著差异。

其他相关研究和信息

- 1960 年，Clowes 和 Del Guercio 报道[2]，大手术幸存患者的术后心输出量和氧输送值均高于随后死亡的患者。1988 年，Shoemaker 等人的研究[3] 表明，当心输出量和氧输送值成为围手术期管理的附加目标时，高风险手术患者的并发症发生率和死亡率会降低。

- 2014 年的一项针对随机对照试验的荟萃分析，研究了目标导向疗法（GDT）使用快速补液和强心药物来增加氧输送是否会增加高风险非心脏手术患者发生心脏并发症的风险（包括心脏、创伤和儿科手术的研究被排除在外），观察心脏并发症、心律失常、心肌缺血和急性肺水肿的发生率。GDT 使总体心血管并发症（$P=0.000\ 5$）和心律失常（$P=0.007$）的发生减少，不会增加急性肺水肿或心肌缺血的发生[4]。

- 该研究的作者在一篇对于该研究的 20 年回顾性综述[5] 中总结道："希望大手术的围手术期目标导向治疗的概念可以继续改善患者结局，并成为国际性的治疗标准。"

总结与启示　该随机对照研究表明，在高风险手术患者中，围手术期使用多培沙明增加氧输送可显著降低并发症发生率和死亡率。

（顾乐园 译；孙建良 审校 ）

参考文献

[1 Boyd O, Grounds RM, Bennett ED. A randomized clinical trial of the effect of deliberate perioperative increase of oxygen delivery on mortality in high-risk surgical patients. JAMA, 1993, 270(22):2699–2707.

[2] Clowes GHA Jr, Del Guercio LRM. Circulatory response to trauma of surgical operations. Metabolism, 1960, 9:67–81.

[3] Shoemaker WC, Appel PL, Kram HB,et al. Prospective trial of supranormal values of survivors as therapeutic goals in high-risk surgical patients. Chest, 1988, 94:1176–1186.

[4] Arulkumaran N, Corredor C, Hamilton MA, et al. Cardiac complications associated with goal-directed therapy in high-risk surgical patients: a meta-analysis. Br J Anaesth, 2014, 112(4):648–659.

[5] Boyd O, Grounds RM. Our study 20 years on: a randomized clinical trial of the effect of deliberate perioperative increase of oxygen delivery on mortality in high-risk surgical patients. Intensive Care Med, 2013, 39:2107–2114.

8

2型糖尿病的血糖控制

至少20年来，我们一直被灌输这样一个信息：血糖水平越低越好……而ACCROD试验显示了出人意料的研究结果：强化治疗组的死亡率高于标准治疗组。

——Dr. David McCulloch

研究问题：是否应将2型糖尿病患者的血糖控制在"正常"水平作为治疗目标？[1]

资金来源：美国国家心脏、肺和血液研究所（NHLBI）。

研究开始年份：2001年。

研究发表年份：2008年。

研究地点：美国及加拿大的77个中心。

研究对象：年龄在40~79岁的2型糖尿病患者，糖化血红蛋白（HbA1c）水平≥7.5%，且存在已知的心血管疾病或危险因素。

排除对象：不愿在家进行血糖监测或不愿注射胰岛素的患者，频繁发作低血糖的患者，肌酐＞1.5 mg/ dL（133 μmol/L）的患者。

样本量：10 251例。

研究概况：见图8.1。

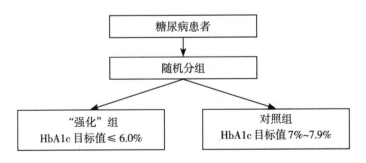

图8.1 研究设计概况

研究干预： 医生可使用任何可用的糖尿病药物将血糖控制在目标水平。60% 的患者使用二甲双胍，35% 的患者使用胰岛素，50% 的患者使用磺脲类药物。

随访时间： 平均 3.5 年。

研究终点

· 主要结局指标：非致死性心肌梗死、非致死性卒中或心血管原因死亡的复合性终点。

· 次要结局指标：全因死亡率。

结　果

· 两组平均基线 HbA1c 水平均为 8.1%。

· 强化组治疗后平均 HbA1c 为 6.4%，对照组为 7.5%。

· 强化组体重平均增加 3.5kg，对照组为 0.4kg（表 8.1）。

表 8.1　ACCORD 试验的主要结果

结　局	强化组	对照组	P
低血糖需要医疗帮助	10.5%	3.5%	< 0.001
心血管事件或心源性猝死	6.9%	7.2%	0.16
全因死亡率	5%	4%	0.04

评价与局限性： 该研究仅包括有心血管疾病或危险因素的患者，并没有提供哪些药物可能导致强化组高死亡率的信息。

其他相关研究和信息

· 5 年随访后，强化组患者的死亡率持续增加 [2]。

· 另一份包含 ACCORD 试验数据的报道显示，尽管死亡率增加，但强化组患者的早期微血管疾病（"蛋白尿和一些眼部并发症及神经病变"）的发生率较低 [3]。

· 退伍军人事务处糖尿病试验（VADT）比较了强化血糖管理（以"正常"血糖水平为目标）和标准血糖管理，发现强化的方法无任何益处 [4]。

· ADVANCE 试验发现：与以标准的 HbA1c 为降糖目标治疗的患者相比，以 6.5% 的 HbA1c 为降糖目标治疗的患者糖尿病相关并发症（主要是肾病）的发生率较低 [5]。

· 大多数临床实践指南建议目标 HbA1c 为 6.5%~7.5%，对于低血糖高风险患者（如老年人）建议减轻强化治疗。

总结与启示　在 ACCORD 试验中，与目标 HbA1c 为 7%~7.9% 相比，目标为 HbA1c ≤ 6.0% 的患者死亡率增加，而 HbA1c ≤ 6.0% 的患者发生早期微血管疾病的情况减少。糖尿病患者的最佳目标 HbA1c 仍然是一个需要积极探究的领域。

临床案例｜强化与保守血糖控制的比较

▶ **病史**　一名 60 岁女性，长期患有 2 型糖尿病、高血压和高脂血症，来门诊常规就诊。其糖尿病药物包括：1000 mg 二甲双胍，每天服用 2 次；睡前注射 40 U 甘精胰岛素；每餐前注射 12 U 普通胰岛素。她自豪地向你展示她的血糖记录，早晨空腹状态下的平均血糖为 82 mg/dL（4.55 mmol/L），表明她的血糖控制得很好。近期的 HbA1c 为 6.4%。她唯一担心的是自己一直无法减肥，并且当血糖降至 75 mg/dL（4.16 mmol/L）以下时偶尔会出现"颤抖"。

　　在理解了 ACCORD 试验之后，您可能会对她的糖尿病药物做出哪些调整？

▶ **参考答案**　ACCORD 试验表明，目标为 HbA1c ≤ 6% 的强化血糖管理与死亡率增加相关。此外，目标 HbA1c ≤ 6% 会导致体重增加和低血糖发生率升高。该患者的 HbA1c 为 6.4%，这是 ACCORD 中强化组患者的平均 HbA1c 水平。因此，该患者的血糖控制可能过于严格，根据她的血糖情况，甘精胰岛素和（或）普通胰岛素应减少。这种改变有望减少其低血糖发作的频率，使她更容易减肥，或许还能降低其死亡风险。

（顾乐园 译；孙建良 审校）

参考文献

[1] Action to Control Cardiovascular Risk in Diabetes Study Group. Effects of intensive glucose lowering in type 2 diabetes. N Engl J Med, 2008, 358(24):2545–2559.

[2] The ACCORD Study Group. Long-term effects of intensive glucose lowering on cardiovascular outcomes. N Engl J Med, 2011, 364(9):818–828.

[3] Ismail-Beigi F, Craven T, Banerji MA, et al. Effect of intensive treatment of hyperglycaemia on microvascular outcomes in type 2 diabetes: an analysis of the ACCORD randomised trial. Lancet, 2010, 376(9739):419–430.

[4] Duckworth W, Abraira C, Moritz T, et al. Glucose control and vascular complications in veterans with type 2 diabetes. N Engl J Med, 2009, 360(2):129–139.

[5] The ADVANCE Collaborative Group. Intensive blood glucose control and vascular outcomes in patients with type 2 diabetes. N Engl J Med, 2008, 358(24):2560–2572.

第 2 部分

心脏麻醉
Cardiac Anesthesia

9

充血性心力衰竭与肺动脉导管置入

除仔细的临床评估外，额外进行肺动脉导管检查会增加预期的不良事件，但总体上并不影响死亡率和住院率。

——ESCAPE 试验研究者[1]

研究问题：肺动脉导管（PAC）的使用能否改善症状严重及复发性心力衰竭患者的临床结局？

资金来源：美国国家心脏、肺和血液研究所（NHLBI）。

研究开始年份：2000 年。

研究发表年份：2005 年。

研究地点：美国和加拿大的 26 家心力衰竭中心。

研究对象：过去 1 年内发生症状严重的心力衰竭并住院的患者，情况紧急至急诊科就诊的患者，或前 1 个月内使用呋塞米（速尿）> 160 mg/d（或同等强度利尿剂）的患者。随机分组要求患者尽管应用了血管紧张素转化酶抑制剂及利尿剂，但症状仍持续至少 3 个月，射血分数 ≤ 30%，收缩压 ≤ 125 mmHg，且至少有一个心脏充血的症状和一项体征。

排除对象：肌酐水平 > 3.5 mg/dL（309 μmol/L）的患者，先前使用多巴胺或多巴酚丁胺 > 3 μg/（kg·min），或在住院研究期间使用米力农。

样本量：433 例。

研究概况：见图 9.1。

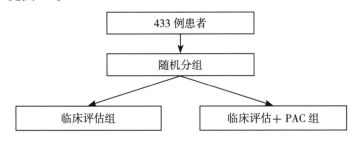

图 9.1 研究设计概况

研究干预：对于两个研究组的患者，治疗目标是缓解临床充血性心力衰竭的症状和体征（颈静脉压升高、水肿、端坐呼吸）。对于 PAC 组，额外的治疗目标包括降低肺毛细管楔压至 ≤ 15 mmHg、右心房压力 ≤ 8 mmHg。

随访时间：6 个月。

研究终点

- 主要结局指标：随机分组后患者在第一个半年内院外存活的天数。
- 次要结局指标：运动，生活质量，生化指标（利尿钠肽），超声心动图变化。

结　果

- 出于对发生 PAC 不良事件的考虑，以及主要终点可能无法获得显著性差异；因此数据和安全监测委员建议，试验在纳入 500 名患者之前即终止。
- 两个随机分组的患者具有相似的基线特征。
- 两组主要终点相同，亚组间也无显著差异。
- 6 个月时的总死亡率为 19%。患者健康天数的平均数、死亡数量、每例患者的住院次数或住院天数均无显著差异。
- PAC 组的住院不良事件总数显著高于对照组（至少有一种不良事件的患者：21.9% *vs.* 11.5%，*P*=0.04）。共有 10 名患者发生 PAC 相关不良事件：PAC 相关感染（4 例）、出血（2 例）、导管打结（2 例）、肺梗死 / 出血（2 例）、室性心动过速（1 例）。
- PAC 组患者的运动能力和生活质量获得更大改善。

评价与局限性：选择 ESCAPE 中心是因为其在治疗晚期心力衰竭患者方面的专业性，但这些发现可能无法普及到其他机构。基于 PAC 的研究结果，临床医生并未获得一个标准的 PAC 置入方案。如果临床医生采用一种标准化的循证方案进行数据分析，PAC 带来的获益或许可以显现。

其他相关研究和信息

- 在 2009 年 Palardy 等 [2] 发表的对 ESCAPE 数据的二次分析中，借助超声心动图评估发现：在住院期间，根据 PAC 目标指导治疗以缓解心脏充血比仅通过临床评估能更有效地减少二尖瓣反流，这种差异在门诊治疗 3 个月后基本消失。
- 在 ESCAPE 试验期间，需实施 PAC 而未被随机分组的患者被纳入一个并行的 PAC 登记册。2008 年，Allan 等 [3] 发表了对登记册 439 名 PAC 患者的分析，结果显示：与试验组患者相比，他们的住院时间更长（13 d *vs.* 6 d，

$P < 0.001$），6 个月死亡率更高（34% *vs.* 20%，$P < 0.001$），强调了随机试验中患者选择的复杂背景。

· 美国心脏病学会基金会 / 美国心脏协会（ACCF/AHA）在 2013 年发布的指南[4]中指出："对于血压正常，且对利尿剂和血管扩张剂反应良好的急性失代偿性充血性心力衰竭患者，不推荐常规使用有创性血流动力学监测"（框表 9.1）。

框表 9.1　2013 年 ACCF/AHA 肺动脉导管应用指南

I 类推荐

肺动脉导管属于有创性检查，可用于呼吸窘迫或有临床证据显示灌注不足的患者，以进行血流动力学监测及指导治疗，因为单纯临床评估无法确定这些患者的心腔充盈压是否足够或过高。（证据水平：C 级）

IIa 类推荐

对于接受了经验性标准治疗但仍有持续症状的急性心力衰竭患者，经过仔细筛选后选择有创性血流动力学监测可能有用，包括：①液体状态、灌注情况或体 / 肺血管阻力不确定；②尽管进行了初始治疗，其收缩压仍然很低，或伴有症状；③肾功能在治疗中恶化；④需要静脉使用血管活性药物；或⑤可能需要考虑机械循环支持或器官移植。（证据水平：C 级）

III 类推荐：无获益

对于急性失代偿性充血性心力衰竭但血压正常，且使用利尿剂和血管扩张剂能缓解症状者，不推荐常规使用有创性血流动力学监测。（证据水平：B 级）

总结与启示　ESCAPE 试验是旨在评估肺动脉导管在心力衰竭患者中的应用的第一个大型、多中心、随机临床试验。该试验未能证明肺动脉导管的获益，因此，不再推荐使用肺动脉导管来指导 ICU 中心力衰竭患者的治疗。

临床案例｜肺动脉导管在心力衰竭治疗中的应用

▶ **病史**　一名 59 岁的男性因反复发作的急性失代偿性心力衰竭而住院治疗。患者述体重增加、下肢水肿、功能状态下降持续约 2 周。患者血压正常。这种情况下是否需要放置肺动脉导管？

▶ **参考答案**　应使用利尿剂和血管扩张剂进行标准治疗。如果患者经过标准治疗后症状仍持续，以及出现如肾功能恶化或需要静脉给予血管活性药物等情况，可考虑放置肺动脉导管进行有创性血流动力学监测。

（韩飚译；孙建良 审校）

参考文献

[1] Binanay C, Califf RM, Hasselblad V, et al. Evaluation study of congestive heart failure and pulmonary artery catheterization effectiveness: the ESCAPE trial. JAMA, 2005, 294(13):1625–1633.

[2] Palardy M, Stevenson LW, Tasissa G, et al. Reduction in mitral regurgitation during therapy guided by measured filling pressures in the ESCAPE trial. Circ Heart Fail, 2009, 2(3):181–188.

[3] Allen LA, Rogers JG, Warnica JW, et al. High mortality without ESCAPE: the registry of heart failure patients receiving pulmonary artery catheters without randomization. J Card Fail, 2008, 14(8):661–669.

[4] Yancy CW, Jessup M, Bozkurt B, et al. 2013 ACCF/AHA guideline for the management of heart failure: a report of the American College of Cardiology Foundation/American Heart Association Task Force on Practice Guidelines. Circulation, 2013, 128(16):e240–327.

10

心房颤动的心率控制与心律控制

对于有心房颤动和心血管危险因素的老年患者，保留和维持窦性节律的治疗策略与控制心率的治疗策略相比没有明显优势。

——AFFIRM 试验研究者[1]

研究问题：心房颤动（简称"房颤"）患者的治疗应该采用心率控制还是心律控制的策略？[1]

资金来源：美国国家心脏、肺和血液研究所（NHLBI）。

研究开始年份：1997 年。

研究发表年份：2002 年。

研究地点：美国和加拿大的 200 个研究点。

研究对象：年龄 ≥ 65 岁或有其他卒中危险因素的房颤患者。此外，只有可能需要长期治疗的复发性房颤患者才符合入组要求。

排除对象：有抗凝治疗禁忌的患者。

样本量：4060 例。

研究概况：见图 10.1。

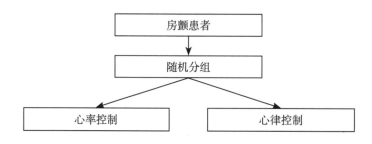

图 10.1 研究设计概况

研究干预：心律控制组患者根据治疗医生的判断以确定是否接受抗心律失常药物[最常用的是胺碘酮和（或）索他洛尔]。如果需要，医生可尝试将患者复律至窦性心律。建议使用华法林进行抗凝治疗，但如果患者至少连续 4 周（最好是 12 周）保持窦性心律，医生可自行决定是否停止抗凝治疗。

心率控制组的患者根据治疗医生的判断以确定是否接受 β 受体阻滞剂、钙通道阻滞剂或地高辛治疗。目标心率为静息时 ≤ 80/min，6 min 步行试验时 ≤ 110/min。心率控制组的所有患者都接受华法林抗凝治疗。

随访时间：平均 3.5 年。

研究终点

· 主要结局指标：全因死亡率。

· 次要结局指标：死亡、致残性卒中、致残性缺氧性脑病、大出血和心脏停搏的复合性指标以及住院率。

结　果

· 在心率控制组中，5 年随访时 34.6% 的患者为窦性节律，且超过 80% 的房颤患者心率控制满意。

· 在心律控制组中，5 年随访时 62.6% 的患者为窦性节律。

· 5 年后，14.9% 的心率控制组患者转为心律控制组，最常见的原因是并发心悸或心力衰竭发作等。

· 5 年后，37.5% 的心律控制组患者转为心率控制组，最常见的原因是无法维持窦性心律或药物不耐受。

· 在整个研究期间，心率控制组中超过 85% 的患者服用华法林，而心律控制组中约 70% 的患者服用华法林；两组中的大多数卒中都发生在没有接受治疗剂量华法林的患者中。

· 心率控制组的患者住院次数少于心律控制组，且死亡率有下降的趋势，但并不明显（表 10.1）。

表 10.1　AFFIRM 试验的主要结果

结　局	心率控制组	心律控制组	P
全因死亡率	25.9%	26.7%	0.08
死亡、致残性卒中、致残性缺氧性脑病、大出血和心脏停搏的复合性指标	32.7%	32.0%	0.33
住院率	73.0%	80.1%	< 0.001

评价和局限性：该试验未纳入无心血管危险因素的年轻患者，特别是阵发性房颤患者，因此试验结果可能不适用于这些患者。此外，研究中约有一半的患者发生

症状性房颤的频率低于每月 1 次。那些发作更频繁或症状持续的患者可能会从心律控制中获益。

其他相关研究和信息

· 有一些小型的随机试验对房颤患者的心率控制和心律控制进行比较，得出了与 AFFIRM 试验相似的结论 [2-5]。

· 房颤和心力衰竭患者的心率控制和心律控制的对比试验也未能显示心律控制的益处 [6-7]。

· 一项最近的观察性研究提示：与心率控制策略相比，心律控制策略的远期死亡率更低 [8]。然而，由于这不是一项随机试验，其结果并非定论，因此不应该改变临床实践。[9]

总结与启示　对于高危房颤患者，心率控制策略至少是与心律控制策略一样有效的，但心律控制似乎并不能省去抗凝治疗。因为用于心率控制的药物通常比用于心律控制的药物更安全，所以心率控制是治疗大多数高危房颤患者的首选策略。然而，这些发现不一定适用于未纳入 AFFIRM 试验的无心血管风险因素的年轻患者。

临床案例　房颤的心率控制与心律控制

▶ **病史**　一名 75 岁患有糖尿病和高血压的女性，在常规检查中发现其心率加快，约为 120 /min。她否认有胸痛、呼吸困难和其他相关症状。心电图确诊房颤诊断。根据 AFFIRM 试验的结果，该患者应如何治疗？

▶ **参考答案**　AFFIRM 试验结果表明，心率控制与心律控制在治疗房颤方面至少是同样有效的。因为用于心率控制的药物通常比用于心律控制的药物更安全，因此心率控制通常是治疗这种情况的首选策略。

　　该案例中的患者是 AFFIRM 试验中纳入的典型患者。因此，她应该首先采用心率控制策略（β 受体阻滞剂常为首选）。如果患者的心率无法控制（少见）或者出现了难以忍受的症状，且在心率控制策略下没有改善，则可以考虑心律控制。此外，该患者应接受抗凝治疗，以降低卒中风险。

（韩飚 译；孙建良 审校）

参考文献

[1] The AFFIRM Investigators. A comparison of rate control and rhythm control in patients with atrial fibrillation. N Engl J Med, 2002, 347 (23):1825–1833.

[2] Van Gelder IC, Hagens VE, Bosker HA, et al. A comparison of rate control and rhythm control in patients with recurrent persistent atrial fibrillation. N Engl J Med, 2002, 347(23):1834–1840.

[3] Hohnloser SH, Kuck KH, Lilienthal J. Rhythm or rate control in atrial fibrillation: Pharmacological Intervention in Atrial Fibrillation (PIAF); a randomised trial. Lancet, 2000, 356(9244):1789–1794.

[4] Carlsson J, Miketic S, Windeler J, et al. Randomized trial of rate-control vs. rhythm-control in persistent atrial fibrillation: the Strategies of Treatment of Atrial Fibrillation (STAF) study. J Am Coll Cardiol, 2003, 41(10):1690–1696.

[5] Opolski G, Torbicki A, Kosior DA, et al. Rate control vs rhythm control in patients with nonvalvular persistent atrial fibrillation: the results of the Polish How to Treat Chronic Atrial Fibrillation (HOT CAFE) Study. Chest, 2004, 126(2):476–486.

[6] Roy D, Talajic M, Nattel S, et al. Rhythm control vs. rate control for atrial fibrillation and heart failure. N Engl J Med, 2008, 358(25):2667–2677.

[7] Kober L, Torp-Pedersen C, McMurray JJ, et al. Increased mortality after dronedarone therapy for severe heart failure. N Engl J Med, 2008, 358(25):2678–2687.

[8] Ionescu-Ittu R, Abrahamowicz M, Jackeviscius CA, et al. Comparative effectiveness of rhythm control vs rate control drug treatment effect on mortality in patients with atrial fibrillation. Arch Intern Med, 2012, 172(13):997.

[9] Dewland TA, Marcus GM. Rate vs rhythm control in atrial fibrillation: can observational data trump randomized trial results? Arch Intern Med, 2012, 172(13):983.

11

休克和急性呼吸窘迫综合征患者早期使用肺动脉导管及其结局：一项随机对照试验

休克和（或）急性呼吸窘迫综合征患者早期使用肺动脉导管后不会带来并发症发生率和死亡率的显著变化。

——Richard 等 [1]

研究问题： 早期置入肺动脉导管来帮助指导临床管理能否让危重患者受益？ [1]

资金来源： 两家法国政府机构和一家医疗设备公司。

研究起始年份： 1999 年。

研究发表年份： 2003 年。

研究地点： 法国的 36 个重症监护室（ICU）。

研究对象： 休克和（或）急性呼吸窘迫综合征（ARDS）患者。

排除对象： 出血性休克的患者，心肌梗死并发心源性休克需要血运重建的患者，以及血小板计数 $\leq 100 \times 10^9/L$ 的患者。此外，符合休克诊断标准但休克时间 $> 12\,h$ 的患者也被排除在外。

样本量： 676 例。

研究概况： 见图 11.1。

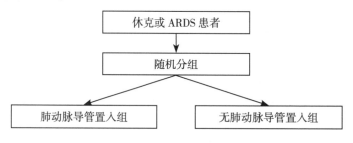

图 11.1 研究设计概况

研究干预： 分配到肺动脉导管组的患者在入院后 $2\,h$ 内接受肺动脉导管置入。导管的类型和插入部位由医疗团队决定。此外，关于何时拔除导管或更换导管的决策也由医疗团队制定。医疗小组可以根据导管收集的数据来指导治疗方案（例如，医生可以根据压力参数来调整用药），但治疗小组不会得到具体的方案去执行。对照组的患者未置入肺动脉导管，但在其他方面接受标准化医疗。

随访时间： 28 d。

研究终点

· 主要结局指标：28 d 后患者的死亡率。

· 次要结局指标：患者在医院和 ICU 的入住时间，器官衰竭，以及需要机械通气、血液透析或血管活性药物等。

结　果

· 对照组中，有 4.4% 的患者置入了肺动脉导管，违背了研究方案。

· 导管组中，有 2.4% 的患者未置入肺动脉导管（6 名患者在插入导管前死亡，2 名患者无法置入肺动脉导管）。

· 导管组中，肺动脉导管的留置时间平均为 2.3 d。

· 在插入肺动脉导管的过程中，约 5% 的患者出现了误穿动脉或动脉损伤，约 18% 的患者出现了心律失常或传导阻滞，但并没有因插入导管而直接导致死亡的患者。

· 肺动脉导管组和对照组患者的死亡率无明显差异（表 11.1）。

· 肺动脉导管组与对照组患者在器官衰竭或需要机械通气、血液透析或血管活性药物方面也没有显著差异。

表 11.1　主要研究结果

结局	肺动脉导管组	对照组	P
28 d 后死亡率	59.4%	61%	0.67
ICU 入住时间	11.6 d	11.9 d	0.72
住院时间	14 d	14.4 d	0.67

评价与局限性： 该研究在鉴别导管组与对照组患者结局之间微小差异方面的效能有限。导管组患者的医生使用肺动脉导管的参数来指导治疗，但他们未得到具体的方案去实施。如果事先给予治疗团队相应的管理方案，肺动脉导管监测可能会带来显著获益。

其他相关研究和信息

· 其他一些针对危重患者的随机对照研究也未显示出实施肺动脉导管监测

的益处 [2-3]。

- 一项关于心力衰竭入院患者实施肺动脉导管监测的研究未显示出益处 [4]，另一项关于高危患者术前实施肺动脉导管监测的研究也没有表现出益处 [5]。
- 鉴于这些研究结果，目前肺动脉导管的使用要比过去少得多 [6]。

总结与启示　在危重患者中，与未实施肺动脉导管监测的标准化医疗相比，肺动脉导管监测治疗并没有改善临床结局。本项研究与其他关于肺动脉导管监测治疗的研究表明，对未进行充分评估却广泛使用的技术进行评估是非常重要的。

临床案例 | 危重患者的肺动脉导管监测

▶ **病史**　一名 60 岁的男性 36 h 前因重症胰腺炎被送入 ICU。入院时因呼吸急促和低氧血症接受了气管插管。尽管给予了 60% 浓度的吸氧，但其对氧的需求仍然很高，PaO_2 为 95 mmHg。胸片显示双侧肺浸润，而超声心动图未发现心功能障碍的表现。

主管的胸科医生希望放置肺动脉导管以帮助指导治疗。她说："没有肺动脉导管，我怎么知道患者是否需要更多的利尿剂？" 根据上述肺动脉导管的研究结果，你是否同意该胸科医生的建议？

▶ **参考答案**　依据现有的数据，包括本文所述的研究，并未表明对危重患者进行肺动脉导管监测治疗是有益的。此外，肺动脉导管监测治疗可能导致并发症（根据上述研究，刺破动脉的风险约为 5%，心律失常或传导阻滞的风险约为 18%）。因此，肺动脉导管监测技术一般不适用于类似于本案例中的患者。应利用临床结果和其他数据来监测该患者的容量状况。

（韩峰 译；孙建良 审校）

参考文献

[1] Richard C, Warsawski J, Anguel N, et al. Early use of the pulmonary artery catheter and outcomes in patients with shock and acute respiratory distress syndrome. JAMA, 2003, 290(20): 2713–2720.

[2] Shah MR, Hasselblad V, Stevenson LW, et al. Impact of the pulmonary artery catheter in critically ill patients: meta-analysis of randomized clinical trials. JAMA, 2005, 294(13):1664.

[3] National Heart, Lung, and Blood Institute Acute Respiratory Distress Syndrome (ARDS) Clinical Trials Network. Pulmonary-artery vs. central venous catheter to guide treatment of acute lung injury. N Engl J Med, 2006, 354(21):2213.

[4] Binanay C, Califf RM, Hasselblad V, et al. Evaluation study of congestive heart failure and pulmonary artery catheterization effectiveness: the ESCAPE trial. JAMA, 2005, 294(13):1625.

[5] Sandham JD, Hull RD, Brant RF, et al. A randomized, controlled trial of the use of pulmonary-artery catheters in high-risk surgical patients. N Engl J Med, 2003, 348(1):5.

[6] Koo KK, Sun JC, Zhou Q, et al. Pulmonary artery catheters: evolving rates and reasons for use. Crit Care Med, 2011, 39(7):1613.

12

他汀类药物与围手术期心脏并发症

在这项回顾性研究中，他汀类药物对减少血管手术患者围手术期心脏并发症具有高度保护效应。

——O'Neil-Callahan 等 [1]

研究问题： 他汀类药物能否减少非心脏血管手术患者的围手术期心脏并发症？

研究发表时间： 2005 年。

研究地点： 马萨诸塞州波士顿 Beth Israel Deaconess 医疗中心。

研究对象： 1999 年 1 月至 2000 年 12 月期间接受颈动脉内膜切除术、主动脉手术（主动脉 – 髂动脉旁路移植、动脉瘤或夹层修复）或不涉及主动脉的外周下肢血运重建的患者。

样本量： 997 例。

研究概况： 见图 12.1。

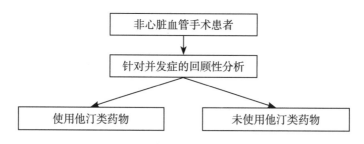

图 12.1 研究设计概况

研究干预： 在这项回顾性研究中，检索了医疗记录，并使用标准化的表格来提取关于患者特征、围手术期医疗和住院期间发生的并发症的数据。对数据进行分析，来确定他汀类药物的使用能否降低围手术期心脏并发症的发生风险，以及这些结果是否独立于其他相关的致病因素。

随访时间： 自手术当天至患者出院当天。

研究终点

· 主要结局指标：并发症的发生（死亡、急性心肌梗死、心肌缺血、急性充血性心力衰竭、室性心律失常）。

· 次要结局指标：并发症的发生时间（术后第几天）。

结　果

· 本研究共对 997 名患者的 1163 次住院医疗进行了分析。研究人群主要为吸烟、糖尿病、高血压和心脏疾病发生率较高的老年男性。约半数患者服用了他汀类药物、β 受体阻滞剂、阿司匹林和血管紧张素转化酶抑制剂（ACEI）。

· 在 157 个住院病例中发现的相关并发症对比：他汀组患者 526 次住院中出现了 52 次（9.9%），未服用他汀组患者 637 次住院中有 105 次（16.5%）（其中需要治疗的人数 =15）（表 12.1）。

表 12.1　主要研究结果 *

并发症	使用他汀类药物组 [住院人数 526 例，%（N）]	未使用他汀类药物组 [住院人数 637 例，%（N）]
死亡	1.1（6）	0.78（5）
心肌梗死	1.3（7）	1.1（7）
其他缺血性疾病	1（5）	4.1（26）
充血性心力衰竭	4（21）	7.8（50）
快速型室性心律失常	2.5（13）	2.7（17）

* 对于有不止一种并发症的患者，只计算列表中更高层级的结局

· 两组之间并发症的发生时间没有差异。

· 对于所有的并发症，比值比（OR）为 0.56（95% CI =0.39~0.79，P=0.001 2）。而对于死亡、心肌梗死和心肌缺血的复合终点（由心肌缺血促发，但对于死亡或心肌梗死无明确获益），OR 为 0.56，具有统计学意义。

· 考虑到年龄、性别、体重指数（BMI）、手术类型和手术效果、左心室功能障碍和糖尿病的多变量分析中，使用他汀类药物可显著降低并发症发生率。亚组分析显示，任何相关的亚组之间都没有统计学上的显著差异。

· 除他汀类药物外，没有其他药物干预被保留为并发症发生率的独立预测因素。在多变量模型中考虑到 β 受体阻滞剂时，他汀类药物的保护作用并未改变，而 β 受体阻滞剂则没有明显的效果。

· 他汀类药物的使用与高胆固醇血症、颈动脉手术、β 受体阻滞剂的使用和

较高的 BMI 相关，与非择期手术或其他降脂治疗呈负相关。在调整了倾向性评分后，他汀类药物带来的获益不变。

评价与局限性： 由于这是一项回顾性和非随机的研究，其结果可能受到未测量的混杂因素的影响。

其他相关研究和信息

- 一项随机对照试验的荟萃分析探讨了术前使用他汀类药物能否减少侵入性手术后的围手术期心血管事件。该研究共有 21 项试验和 4805 名患者被纳入分析，发现术前使用他汀类药物可显著降低冠状动脉旁路移植术后心肌梗死和房颤的风险 [2]。

- 一项随机对照试验的荟萃分析探讨了不同剂量的他汀类药物短期治疗（在择期非心脏血管手术前或手术当天开始使用，术后持续使用至少 48 h）是否对患者的结局（并发症风险、疼痛、生活质量和住院时长）有影响。由于证据不足，无法明确围手术期短期使用他汀类药物是否能对所研究的结局产生影响 [3]。

- 2014 年美国心脏病学会／美国心脏协会（ACC/AHA）关于非心脏手术围手术期管理的指南 [4] 指出（框表 12.1）："目前正在服用他汀类药物并计划接受非心脏手术的患者应继续服用他汀类药物。"

框表 12.1　2014 年 ACC/AHA 关于围手术期他汀类药物治疗的指南

I 类建议 　　他汀类药物应继续用于目前正在服用他汀类药物并计划接受非心脏手术的患者。（证据水平：B 级） **IIa 类建议** 　　接受血管手术的患者围手术期服用他汀类药物是合理的。（证据水平：B 级） **IIb 类建议** 　　根据指南指导的药物治疗，正在接受高风险操作且具有临床适应证的患者可以考虑围手术期开始应用他汀类药物。（证据水平：C 级）

总结与启示　这项回顾性研究表明，从减少围手术期心脏并发症的角度而言，他汀类药物对于接受血管手术的患者具有保护作用。迄今为止，累积的证据表明，围手术期使用他汀类药物对非心脏手术期间的心脏并发症具有预防作用，但需要随机对照试验来证实这一发现。目前的指南认为："目前正在服用他汀类药物并计划进行非心脏手术的患者应继续服用他汀类药物。"

临床案例｜围手术期他汀类药物治疗

▶ **病史** 一名 55 岁的男子在接受血管手术前来到术前门诊进行评估。患者带来了他的家庭用药清单（包括他汀类药物），并询问他应该继续服用哪些药物？关于围手术期他汀类药物治疗的建议是什么？

▶ **参考答案** 根据 ACC/AHA 指南，该患者在围手术期应继续服用他汀类药物。

（韩峰 译；孙建良 审校）

参考文献

[1] O'Neil-Callahan K, Katsimaglis G, Tepper MR, et al. Statins decrease perioperative cardiac complications in patients undergoing noncardiac vascular surgery: the Statins for Risk Reduction in Surgery (StaRRS) study.J Am Coll Cardiol, 2005, 45(3):336–342.

[2] Winchester DE, Wen X, Xie L, et al. Evidence of pre-procedural statin therapy: a meta-analysis of randomized trials. J AM Coll Cardiol, 2010, 56(14):1099–1109.

[3] Sanders RD, Nicholson A, Lewis SR, et al. Perioperative statin therapy for improving outcomes during and after noncardiac vascular surgery. Cochrane Database Syst Rev, 2013, 7:CD009971.

[4] Fleisher LA, Fleischmann KE, Auerbach AD, et al. 2014 ACC/AHA guideline on perioperative cardiovascular evaluation and management of patient undergoing noncardiac surgery: a report of the American College/American Heart Association Task Force on Practice Guidelines. Circulation, 2014, 130(24):e278–333.

13

经食管超声心动图检查

本项多中心研究表明，有经验的操作人员在适当的安全条件下使用
经食管超声心动图，风险较低。

——Daneil 等 [1]

研究问题： 经食管超声心动图（TEE）是一项实用并安全的技术吗？

研究开始时间： 1988 年。

研究发表时间： 1991 年。

研究地点： 德国、意大利、荷兰的 15 家研究中心。

研究对象： 研究中心详细记录了成年患者接受 TEE 检查后至少 1 年间与 TEE 相关的副作用和并发症。

样本量： 10 419 例。

研究概况： 见图 13.1。

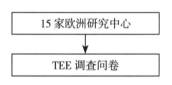

图 13.1 研究设计概况

研究干预： 通过一份关于 TEE 检查的详细问卷收集数据。

研究终点： 问卷调查中的问题包含许多要点，包括 TEE 检查的频次、操作人员的受训情况、患者术前用药、禁忌证、并发症等。

结 果

· 研究期间进行了 10 419 例 TEE 检查，每个中心从 106~2977 例不等。所有研究中心在 TEE 前均行经胸超声心动图（TTE）检查。所有中心在 TEE 检查期间均使用单导联心电图进行持续监测。未常规使用镇静剂。除一

家中心外，其余均给予咽部局部麻醉。大多数中心的患者采用左侧卧位进行检查。

- 患者年龄在 9~84 岁。在 10 419 名患者中，9240 名（88.7%）在 TEE 检查（住院或门诊）时意识清醒，最短禁食时间为 3~9 h。其余 1179 例患者在手术室或 ICU 的机械通气期间接受了 TEE 检查。

- TEE 检查由医生进行，其中 54% 的检查医生接受过内镜训练。

- 在 201 例（1.9%）TEE 检查过程中探头插入不成功：其中 198 例（98.5%）是由于患者无法配合和（或）操作者缺乏经验，其他的失败归结于解剖因素（气管切开、食管憩室）。实施 TEE 检查较少的中心探头插入失败的比率较高；在实施 TEE 检查 ≤ 200 例的 4 个中心，探头插入失败率平均为（3.9 ± 3.2）%；而在实施 TEE 检查 > 200 例的机构探头插入失败率平均为（1.4 ± 0.9）%（$P < 0.05$）。

- 在 10 218 例成功插入探头的 TEE 检查中，有 90 例（0.88%）在完成检查前因 TEE 探头不耐受（65 例）、严重的心肺或出血并发症（18 例，0.18%）或其他原因（呕吐、探头缺陷）而中断检查。其中一名患者因 TEE 导致严重呕血最终死亡（死亡率为 0.009 8%），尸检发现该患者患有肺肿瘤并穿透食管。

评价与局限性： 如果有 TEE 检查的详细记录，则该中心被纳入研究；本回顾性研究不能保证跨研究中心的数据收集和不良事件报告的一致性。

其他相关研究和信息

- 一项 7200 名成人拟行心脏手术患者参与的单中心系列研究报告 [2] 显示，研究人群中与 TEE 相关的并发症发生率和死亡率分别为 0.2% 和 0。TEE 相关并发症：严重咽痛（0.1%）、牙齿损伤（0.03%）、气管插管移位（0.03%）、上消化道出血（0.03%）和食管穿孔（0.01%）。TEE 探头插入不成功或存在禁忌证者分别为 0.18% 和 0.5%。

- 一项系统综述 [3] 分析了 13 项研究，探讨了在高危患者非心脏手术中，或在非心脏手术期间发生血流动力学受损 / 心脏停搏时的 TTE/TEE 使用情况。最常见的诊断是瓣膜病、低射血分数、低血容量、肺栓塞、严重的室壁运动异常和右心室衰竭。

总结与启示 本多中心调查发现，与 TEE 相关的并发症发生率较低；然而，确实发生了严重的并发症，需要在检查前进行风险 – 获益评估。进行 TEE 检查较少的中心有较高的探头插入失败率，这表明存在 TEE 的学习曲线。TEE 应由经验丰富的医生在能够进行快速心肺复苏的机构操作。

临床案例｜术中 TEE

▶ **病史** 一名 77 岁男性，在一家医疗中心行主动脉瓣置换和两支血管的冠状动脉旁路移植（CABG），该中心在心脏手术中常规进行 TEE。在术前评估中，需要向患者解释术中将进行 TEE。患者对 TEE 操作中可能出现的并发症表示担忧。应该如何消除患者的担忧？

▶ **参考答案** TEE 可能出现的并发症，如咽痛、牙齿损伤或食管损伤等，应与患者进行讨论。应告知患者 TEE 相关并发症的发生率总体很低（约为 0.2%），让患者放心。

（黄娅琴 译；孙建良 审校）

参考文献

[1] Daniel WG, Erbel R, Kasper W, et al. Safety of transesophageal echocardiography: a multicenter survey of 10,419 examinations. Circulation, 1991, 83(3):817–821.

[2] Kallmeyer IJ, Collard CD, Fox JA,et al. The safety of intraoperative transesophageal echocardiography: a case series of 7200 cardiac surgical patients. Anesth Analg, 2001, 92(5):1126–1130.

[3] Jasudavisius A, Arellano R, Martin J,et al. A systematic review of transthoracic and transesophageal echocardiography in non-cardiac surgery: implications for point-of-care ultrasound education in the operating room. Can J Anaesth, 2016, 63(4):480–487.

14

冠状动脉血运重建：PCI 与 CABG

　　患有 3 支血管和（或）左主干冠状动脉疾病的患者，接受经皮冠状动脉介入治疗（药物洗脱支架）比接受冠状动脉旁路移植的患者更有可能达到研究的主要终点——任何原因所致死亡，卒中、心肌梗死或再次血运重建，但接受支架植入的患者发生卒中的可能性更低。

——Lange 和 Hillis[1]

研究问题： 患有严重冠状动脉疾病 [3 支血管和（或）左主干疾病] 的患者是否应接受经皮冠状动脉介入治疗（PCI）或冠状动脉旁路移植（CABG）[2]？

资金来源： 波士顿科学公司（心脏支架制造商）。

研究开始时间： 2005 年。

研究发表时间： 2009 年。

研究地点： 美国和欧洲 17 个国家的 85 个中心。

研究对象： 对于至少有 3 条冠状动脉或左主干冠状动脉狭窄 ≥ 50% 的患者，经心脏病专家和心脏外科医生判断"CABG 或 PCI 可以实现同等的解剖性血运重建"。患者还需合并有稳定型或不稳定型心绞痛、不典型性胸痛，或者虽无症状，但在负荷试验中有心肌缺血的证据。

排除对象： 既往有 PCI 或 CABG 病史的患者，急性心肌梗死的患者，以及非 CABG 或 PCI 的其他心脏手术患者。

样本量： 1800 例。

研究概况： 见图 14.1。

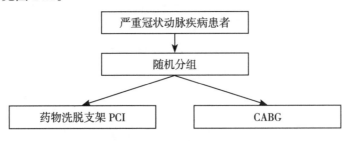

图 14.1　研究设计概况

研究干预：根据当地实践，患者被分为 PCI 组和 CABG 组进行了手术。PCI 组患者接受药物洗脱支架治疗。两组患者治疗的目标都是实现所有靶血管的完全血运重建。同时根据当地的临床实践予以辅助性围手术期和术后治疗，包括抗血小板治疗。

随访时间：12 个月。

主要终点

· 主要结局指标：主要心脑血管事件的复合终点（所有原因导致的死亡、卒中、心肌梗死或再次血运重建）。对这一复合终点的每个组分也进行了单独评估。

结　果

· 研究参与者的平均年龄为 65 岁；约 25% 患有糖尿病，57% 患有稳定型心绞痛，28% 患有不稳定型心绞痛，2% 患者的射血分数 < 30%。

· PCI 组患者平均每人接受超过 4 个支架。

· PCI 组患者住院时间较短（3.4 d *vs.* 9.5 d，*P* < 0.001）。

· PCI 组患者接受更积极的术后药物治疗（例如，更多患者接受抗血小板药物、华法林、他汀类药物和血管紧张素转化酶抑制剂），而 CABG 组更多患者接受胺碘酮。

· CABG 组患者的心脑血管事件总发生率低于 PCI 组，但卒中发生率较高（表 14.1）。

表 14.1　SYNTAX 评分的要点总结

结　局	PCI 组	GABG 组	*P*
主要心脑血管事件	17.8%	12.4%	0.002
死亡	4.4%	3.5%	0.37
卒中	0.6%	2.2%	0.003
心肌梗死	4.8%	3.3%	0.11
再次血运重建	13.5%	5.9%	< 0.001
心绞痛缓解[3]	71.6%	76.3%	0.05

· 作者还报告使用了一种预测方法——SYNTAX 评分——对患者结局进行分类，该方法根据患者冠状动脉疾病的复杂性进行分类（例如，在解剖学上更难用 PCI 治疗的病变将获得更高的评分）。SYNTAX 评分较高（即病变更复杂）的患者，相较 SYNTAX 评分较低的患者，似乎从 CABG 中的获益要多于 PCI。SYNTAX 评分可能有助于确定哪些患者最有可能受益于 CABG。

评价与局限性： 如果 CABG 组患者接受了与 PCI 组患者相似的术后药物治疗，则从 CABG 中的获益比 PCI 可能更明显。此外，该研究仅纳入了 22% 的女性患者，因此结论可能不适用于女性患者。最后，PCI 组患者被植入紫杉醇洗脱支架，其被认为不如其他一些品牌的药物洗脱支架有效。

其他相关研究和信息

- 3 年的随访分析与 12 个月时的研究结果一致：PCI 组的主要心脑血管事件仍明显高于 CABG 组（28% *vs.* 20.2%），差异主要归因于 PCI 的再次血运重建率较高[4]。
- 在药物洗脱支架出现之前，很多试验比较了多支血管病变患者的 PCI 与 GABG 疗效，结果显示与 SYNTAX 评分相似[5]。
- 一项观察性研究提示：相较 PCI，CABG 可为冠状动脉多支血管病变患者带来长期的生存获益[6]。
- STICH 试验比较了射血分数 ≤ 35% 的冠状动脉病变患者采用 CABG 和药物治疗的疗效，发现两种疗法的死亡率相似[7]。

总结与启示　对于 3 支血管和（或）左主干冠状动脉疾病的患者，与 PCI 相比，CABG 降低了主要心脑血管事件的发生率。这种差异在很大程度上是由于接受 CABG 的患者对再次血运重建手术的需求减少。然而，接受 PCI 治疗的患者卒中发生率较低，这可能使 PCI 成为一些特定患者的更好选择。此外，作者认为，相对不复杂的冠状动脉疾病患者（使用 SYNTAX 评分评估）可能特别适合选择 PCI，但这一假设需要进一步验证。

临床案例　严重冠状动脉疾病患者的心脏支架与冠状动脉旁路移植

▶ **病史**　一名 86 岁的男性因走路时呼吸急促就诊。在过去的 1 个月里，这些症状逐渐恶化。一开始患者可以不休息地行走 3 个街区，现在他几乎无法走完 1 个街区。核素成像心脏负荷试验显示左主干冠状动脉区域可逆性缺血。

　　根据 SYNTAX 评分结果，您认为该患者应该接受 PCI 还是 CABG？

▶ **参考答案**　SYNTAX 评分显示，对于 3 支血管和（或）左主干冠状动脉疾病患者，与 PCI 相比，CABG 降低了主要心脑血管事件的发生率。然而，CABG 组患者的卒中发生率更高。该患者在 SYNTAX 评估中比典型患者年龄（约 65 岁）大得多。由于患者高龄、体能状况有限，可能应首选侵入性较小的治疗方法——PCI。此外，其出现卒中事件可能性不大——卒中对于这一阶段的患者是毁灭性的并发症。该病例强调了为什么尽管 CABG 在 SYNTAX 评分上优于 PCI，但一些患者仍然可以合理地选择 PCI。

（黄娅琴 译；孙建良 审校）

参考文献

[1] Lange RA, Hillis LD. Coronary revascularization in context. N Engl J Med, 2009, 360:1024–1026.

[2] Serruys PW, Morice MC, Kappetein AP, et al. Percutaneous coronary intervention vs. coronary-artery bypass grafting for severe coronary artery disease. N Engl J Med, 2009, 360(10):961–972.

[3] Cohen DJ, Van Hout B, Serruys PW, et al. Quality of life after PCI with drug-eluting stents or coronary artery bypass surgery. N Engl J Med, 2011, 364:1016–1026.

[4] Kappetein AP, Feldman TE, Mack MJ, et al. Comparison of coronary bypass surgery with drug-eluting stenting for the treatment of left main and/or three-vessel disease: 3-year follow-up of the SYNTAX trial. Eur Heart J, 2011, 32(17):2125–2134.

[5] Daemen J, Boersma E, Flather M, et al. Long-term safety and efficacy of percutaneous coronary intervention with stenting and coronary artery bypass surgery for multivessel coronary artery disease: a meta-analysis with 5-year patient-level data from the ARTS, ERACI-II, MASS-II, and SoS trials. Circulation, 2008, 118:1146–1154.

[6] Weintraub WS, Grau-Sepulveda MV, Weiss JM, et al. Comparative effectiveness of revascularization strategies. N Engl J Med, 2012, 366(16):1467.

[7] Velazquez EJ, Lee KL, Deja MA, et al. Coronary-artery bypass surgery in patients with left ventricular dysfunction. N Engl J Med, 2011, 364:1607–1616.

15

琥珀酸美托洛尔缓释片在非心脏手术患者中的作用（POISE 试验）：一项随机对照试验

> 虽然围手术期使用美托洛尔降低了心肌梗死的风险，但与安慰剂相比，该药可导致死亡、卒中、临床严重低血压和心动过缓的风险显著增加。
>
> ——POISE 试验研究组[1]

研究问题： 接受非心脏手术的患者是否应该接受围手术期 β 受体阻滞剂以预防心血管并发症？

资金来源： 来自加拿大、澳大利亚、西班牙和英国的政府机构。阿斯利康公司也提供了小部分资金支持。

研究开始年份： 2002 年。

研究发表年份： 2008 年。

研究对象： ≥ 45 岁，接受非心脏手术，预期住院时间 ≥ 24 h，患有动脉粥样硬化疾病或有相应风险的成年人。接受择期、紧急和急诊手术的患者都包括在内。

排除对象： 心率 < 50/min 的患者、Ⅱ度或Ⅲ度心脏传导阻滞患者以及哮喘患者（因 β 受体阻滞剂可引发哮喘加重）。此外，如果患者已经在接受 β 受体阻滞剂或维拉帕米，有已知的 β 受体阻滞剂不良反应史，或正在接受"低风险外科手术（基于医生个人的判断）"，则排除在外。

样本量： 8351 例。

研究概况： 见图 15.1。

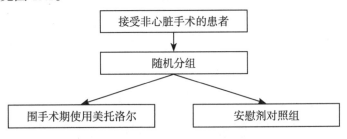

图 15.1 研究设计概况

研究干预：美托洛尔组患者在手术前 2~4 h 开始口服缓释美托洛尔。给药前测量患者血压和心率，当心率 < 50/min 或收缩压 < 100 mmHg 时暂缓给药。术后给予美托洛尔缓释片的方案如下：

- 术后 6 h 内，如患者心率 ≥ 80/min、收缩压 ≥ 100 mmHg，则给予 100 mg 美托洛尔；
- 术后 6 h 内未接受美托洛尔治疗的患者，6 h 后给予 100 mg 美托洛尔；
- 术后第一次给药后 12 h，患者开始按照 200 mg/d 服用美托洛尔，连续服用 30 d；
- 对于心率 < 50/min 或收缩压 < 100 mmHg 的患者，先暂缓给予美托洛尔，待心率、血压恢复后将美托洛尔减量至 100 mg/d。

不能口服药物的患者在能够耐受口服药物之前接受美托洛尔静脉注射。被分配到安慰剂组的患者按照相同的计划接受安慰剂治疗。

随访时间：30 d。

研究终点

- 主要结局指标：30 d 内心血管死亡、非致死性心肌梗死和非致死性心脏停搏的复合性终点。
- 次要结局指标：临床严重低血压、严重心动过缓、休克和死亡。

结　果

- 752 例患者的数据因不实而被排除，8351 例患者的数据进入最终分析。
- 研究对象的平均年龄为 69 岁，术前平均心率为 78/min，术前平均血压为 139/78 mmHg。
- 42% 的患者接受了血管手术，22% 的患者接受了腹腔手术，21% 的患者接受了骨科手术。
- 美托洛尔组患者心肌梗死发生率低于对照组，但休克和死亡率较高（表

表 15.1　POISE 试验的主要结果

结　局	美托洛尔组	安慰剂组	P
心血管死亡、心肌梗死和心脏停搏	5.8%	6.9%	0.039
非致死性心肌梗死 *	3.6%	5.1%	0.000 8
临床显著性低血压	15.0%	9.7%	< 0.000 1
临床显著性心动过缓	6.6%	2.4%	< 0.000 1
休克	1.0%	0.5%	0.005 3
死亡	3.1%	2.3%	0.031 7

*2/3 的心肌梗死未引起缺血性症状。这些患者的心肌梗死是根据心脏生物标志物的升高和心肌梗死的附加定义特征（例如，缺血性心电图改变或超声心动图上的室壁运动异常）来诊断的

15.1）。

评价与局限性：如果使用不同的 β 受体阻滞剂或不同的剂量，或是根据不同的给药方案给药，结果可能会有所不同。

其他相关研究和信息

- 对 30 多项评估围手术期 β 受体阻滞剂使用情况的试验进行的荟萃分析与 POISE 试验的结果一致 [2]。
- 使用小剂量 β 受体阻滞剂 [3]，且至少在手术前 1 周开始使用 β 受体阻滞剂 [4] 的研究表明：围手术期使用 β 受体阻滞剂在预防心血管并发症方面具有益处。然而，这些研究存在方法学上的局限性，其中一项研究结果的可靠性受到质疑 [4]。
- POISE 试验后发布的指南强调，围手术期使用 β 受体阻滞剂的证据薄弱。围手术期使用 β 受体阻滞剂应该只给予接受中高风险手术的高风险患者，且应该从低剂量开始（目标心率 60~80 /min）且至少提前 1 周。然而，已经接受 β 受体阻滞剂的患者应在围手术期继续服用，因为快速停用 β 受体阻滞剂可能导致心血管并发症 [5]。

总结与启示　对于目前未服用 β 受体阻滞剂的患者，围手术期开始使用缓释美托洛尔可降低心肌梗死的风险，但会导致临床上显著的心动过缓和低血压，并增加休克和总死亡率的风险。如果在手术前至少几天开始使用适当剂量的 β 受体阻滞剂，围手术期可能对一些高危患者有益。然而，现有证据并不支持在大多数目前未服用这些药物的患者中围手术期开始使用 β 受体阻滞剂。

临床案例｜围手术期使用 β 受体阻滞剂

▶ **病史**　一名 70 岁的妇女在街上被路人发现捂着腹部，随后被救护车送往急诊室。患者感到剧痛，并告诉您她有"心脏问题"，但记不起她的服药情况。患者心率为 110/min，血压为 160/100 mmHg。腹部 CT 显示有急性腹腔内病变的证据，患者被安排进行紧急剖腹探查手术。

　　基于 POISE 试验的结果，您是否应该给予该患者围手术期 β 受体阻滞剂治疗？

▶ **参考答案**　POISE 试验不支持非心脏手术患者围手术期常规开始使用 β 受体阻滞剂。然而，长期服用 β 受体阻滞剂的患者被排除在 POISE 试验之外，因为快速停用 β 受体阻滞剂可能导致心血管并发症。

　　我们不知道该患者是否在规律服用 β 受体阻滞剂。如果其规律服用 β 受体阻滞剂，只要心率和血压可以承受，就应该继续使用受体阻滞剂。但如果其未规律服用 β 受体阻滞剂，也许就不应该开始使用 β 受体阻滞剂。

　　鉴于这种不确定性，在处理该患者时应运用常识。由于她患有心血管疾病，心率和血压升高，在严密监测是否出现心动过缓和低血压的情况下，谨慎使用低剂量、短效 β 受体阻滞剂可能是合理的。然而，不使用 β 受体阻滞剂同样是正确的，特别是术后，因为手术病房的监测通常很少。

（卢鑫磊 译；孙建良 审校）

参考文献

[1] POISE Study Group. Effects of extended-release metoprolol succinate in patients undergoing non-cardiac surgery (POISE trial): a randomised controlled trial. Lancet, 2008, 371(9627):1839–1847.

[2] Bangalore S, Wetterslev J, Pranesh S, et al. Perioperative beta blockers in patients having non-cardiac surgery: a meta-analysis. Lancet, 2008, 372(9654):1962.

[3] Mangano DT, Layug EL, Wallace A,et al. Effect of atenolol on mortality and cardiovascular morbidity after noncardiac surgery. N Engl J Med, 1996, 335:1713–1720.

[4] Poldermans D, Boersma E, Bax JJ, et al. The effect of bisoprolol on perioperative mortality and myocardial infarction in high-risk patients undergoing vascular surgery. N Engl J Med, 1999, 341:1789–1794.

[5] American College of Cardiology Foundation/American Heart Association Task Force on Practice Guidelines. 2009 ACCF/AHA focused update on perioperative beta blockade. J Am Coll Cardiol, 2009, 54(22):2102.

第3部分

神经麻醉
Neuroanesthesia

16

冠状动脉旁路移植术后脑不良结局

冠状动脉旁路移植术后大脑不良结局较为常见和严重，它们会显著
增加死亡率、延长住院时间，并需要进行中长期护理。

——Roach 等 [1]

研究问题： 接受择期冠状动脉旁路移植术（CABG）的患者，围手术期神经系统
不良事件的发生率和预测因素是什么？神经系统预后对资源利用的影响如何？

资金来源： 缺血研究与教育基金会。

研究开始年份： 1991 年。

研究发表年份： 1996 年。

研究地点： 美国的 24 家机构。

研究对象： 2 年内接受择期 CABG 的成年患者。

排除对象： 无法评估神经系统结局的患者，同时进行了心脏内或血管手术的患者，
或手术期间死亡的患者。

样本量： 2108 例。

研究概况： 见图 16.1。

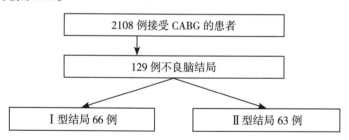

图 16.1 研究设计概况

研究终点： 围手术期新发的神经结局被分为两类：Ⅰ型结局（因卒中或缺氧性脑
病而死亡、非致死性卒中、短暂性脑缺血发作或出院时意识模糊或昏迷）和Ⅱ型
结局（智力功能恶化、精神错乱、躁动、定向障碍、记忆缺陷或无局灶性损伤证

据的癫痫发作）。通过跟踪术后 ICU 入住时长和住院时间以及出院目的地（家庭 *vs.* 重症中期或长期护理）来评估资源利用情况。

结 果

· 129 例（6.1%）患者出现围手术期脑不良结局。66 例（3.1%）发生Ⅰ型神经系统结局：8 例死于脑损伤，55 例发生非致死性脑卒中，2 例发生短暂性脑缺血发作，1 例在出院时处于意识模糊状态。63 例（3%）出现Ⅱ型神经系统结局：55 例表现为智力功能恶化，8 例出现癫痫发作。

· Ⅰ型结局患者住院死亡率增加 10 倍，Ⅱ型结局患者住院死亡率增加 5 倍。出现不良脑结局的患者，术后 ICU 的平均入住时间和住院时间增加了 1 倍（表 16.1）。

表 16.1　主要研究结果 *

变 量	Ⅰ型结局（N=66）	Ⅱ型结局（N=63）	无脑不良事件（N=1979）
住院期间死亡（%）	14（21）	6（10）	38（2）
术后住院天数中位数	17.6	10.9	7.7
ICU 住院天数中位数	5.8	3.2	1.9
出院回家（%）†	21（32）	38（60）	1773（90）

* 组间比较 $P < 0.001$。† 出院未回到家中的患者发生死亡，或出院到中长期护理机构

· 发生脑不良结局的患者出院后有较高的概率到中长期护理机构：47% 的Ⅰ型结局患者和 30% 的Ⅱ型患者出院到专业护理机构或康复中心，而未发生脑不良结局的患者相应的比率为 8%。

· Ⅰ型结局的特有预测因素是主动脉近端动脉粥样硬化、神经系统疾病史、糖尿病和不稳定型心绞痛。Ⅱ型结局的特有预测因素是过度饮酒、CABG手术史、外周血管疾病史和术后心律失常。

· Ⅰ型和Ⅱ型结局的共同预测因素是年龄（特别是≥ 70 岁）、肺基础疾病、高血压和围手术期低血压。

评价与局限性： 神经系统的发现并非由一名神经科专家评估，而是由每家参与研究机构的研究人员进行评估。由于资源限制，没有独立评估神经心理缺陷和智力功能恶化。主动脉近端动脉粥样硬化是通过触诊检测，而非更敏感的技术（如超声心动图）。未进行颈动脉双侧扫描以检测颈动脉疾病。左心室引流的使用与Ⅰ型结局的发生弱相关，但由于没有左心室引流的患者样本较少，统计评估受到限制。

其他相关研究和信息

- 2011 年，Misfeld 等人发表了一项荟萃分析[2]，纳入了 8 项观察性研究，比较了非体外循环下实施 CABG 时，进行或不进行主动脉操作的神经系统并发症。无主动脉操作的 CABG 患者术后神经系统并发症明显较低（OR=0.46，95%CI=0.29~0.72；P=0.000 8）。

总结与启示　这项前瞻性、多中心的关于择期 CABG 术后脑不良结局的调查发现，6.1% 的患者出现了围手术期脑不良结局。该研究还确定了脑不良结局的预测因素，并强调了围手术期神经系统事件的重要性和经济后果。

临床案例 | 围手术期神经系统事件风险

▶ **病史**　一名 68 岁的患者在接受择期两支血管 CABG 的术前临床评估。其既往病史有高血压和严重的主动脉近端动脉粥样硬化。他是一名教授，很关心手术后的智力功能。基于术前评估，该患者应如何管理以降低脑不良结局的风险？

▶ **参考答案**　术后脑不良结局的风险需要与患者讨论。由于存在严重的近端主动脉粥样硬化和相关的不良神经事件风险，手术入路应尽可能避免操作近端主动脉。同时，应尽量减少围手术期低血压。

（卢鑫磊 译；孙建良 审校）

参考文献

[1] Roach GW, Kanchuger K, Mangano CM, et al. Adverse cerebral outcomes after coronary bypass surgery. Multicenter Study of Perioperative Ischemia Research Group and the Ischemia Research and Education Foundation Investigators. N Engl J Med, 1996, 335(25):1857–1863.

[2] Misfeld M, Brereton RJ, Sweetman EA,et al. Neurologic complications after off-pump coronary artery bypass grafting with and without aortic manipulation: meta-analysis of 11,398 cases from 8 studies. J Thorac Cardiovasc Surg, 2011, 142(2):e11–17.

17

危重症后的长期认知功能损害

住院期间谵妄持续时间越长，3 个月和 12 个月时的整体认知和执行功能评分越差。

——Pandharipande 等 [1]

研究问题：危重症后长期认知功能障碍的患病率是多少？谵妄的持续时间和镇静或镇痛药物的使用是否影响认知结局？

资金来源：美国国立卫生研究院（NIH）、退伍军人事务部（VA）临床科学研究与开发服务中心、麻醉教育与研究基金会、VA 田纳西河谷老年研究教育与临床中心。

研究开始年份：2007 年。

研究发表年份：2013 年。

研究地点：范德比尔特大学（Vanderbilt University）医学中心和圣·托马斯医院（田纳西州纳什维尔）。

研究对象：入住内科或外科 ICU 的呼吸衰竭、心源性休克或感染性休克成年患者。

排除对象：近期较长时间入住 ICU 的患者，无法可靠评估谵妄的患者（失明、耳聋、不会说英语），由于药物滥用、精神障碍、无家可归或居住地距离登记中心 200 英里（约 322 km）或更远而难以随访的患者，不太可能继续存活 24 h 的患者，无法获得知情同意的患者，先前存在认知缺陷的高风险人群（神经退行性疾病、近期心脏手术、疑似缺氧性脑损伤或严重痴呆），以及先前存在认知功能损害的患者（使用两个经过验证的量表进行评估）。

样本量：821 例。

研究概况：见图 17.1。

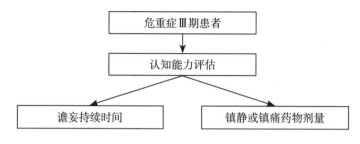

图 17.1 研究设计概况

研究干预：这项多中心、前瞻性队列研究纳入了不同的 ICU 重症患者。两个经过验证的测量量表——ICU 意识模糊评估（CAM-ICU）[2] 和 Richmond 躁动镇静量表（RASS）[3]——用于在住院期间每天评估基线认知损害、谵妄和意识水平，直到出院或研究开展的第 30 天。在出院后 3 个月和 12 个月，心理学家（患者的住院过程对心理学家设盲）使用重复性成套神经心理状态评估（RBANS 整体认知评分）[4] 和连线测验 B 来评估整体认知和执行功能 [5]。用药记录用于确定苯二氮䓬类药物、阿片类药物、丙泊酚和右美托咪定的每日剂量。

随访时间：12 个月。

研究终点

· 主要结局指标：出院后 3 个月和 12 个月时的 RBANS 整体认知评分。

· 次要结局指标：出院后 3 个月和 12 个月时的即时记忆、延迟记忆和注意力的连线测验 B 评分和 RBANS 评分。

结　果

· 研究中的患者中位年龄为 61 岁，疾病严重程度高。仅 6% 的患者在基线时存在认知功能损害。

· 74% 的患者在住院期间出现谵妄，平均持续时间为 4 d。

· 在入组至 3 个月随访期间，31% 的患者死亡。在存活的患者中，79% 的患者在出院后 3 个月接受了认知测试。另外 7% 的原始队列在 12 个月的随访前死亡，75% 的存活患者在出院后 12 个月进行了测试。

· 所有年龄组和有共存疾病的患者在 3 个月和 12 个月时整体认知评分受损。随访 3 个月和 12 个月时的 RBANS 整体认知评分中位数，比年龄校正后的人群均值降低约 1.5 个标准差（*s*）；这种下降与轻度认知损害患者的得分相似。

· 出院后 3 个月，40% 的患者整体认知评分低于中度创伤性脑损伤患者的典型评分，26% 的患者评分低于人群平均水平 2 个标准差，这与轻度阿尔茨海默病患者的评分相似。出院后 12 个月，上述比率分别为 34% 和 24%。

· 连线测验 B 执行功能评分在出院后 3 个月和 12 个月也较低。

· 谵妄持续时间较长是出院后 3 个月和 12 个月时执行功能和 RBANS 整体认知评分较差的独立危险因素。

· 较高的苯二氮䓬类药物剂量是 3 个月时执行功能评分较差的独立危险因素（P=0.04），但在 12 个月时并非如此。没有其他的药物与整体认知或执行功能的测试结果一致相关。在校正谵妄后，镇静或镇痛药物与长期认知功能受损之间没有一致相关。

评价与局限性： 在出院后 12 个月，只有不到 50% 的原始队列患者被纳入分析，这可能导致因死亡或退出研究引起的混淆。不能排除因未测量的混杂变量而产生偏倚的可能性。无法在危重症出现前对基线认知功能进行正式评估。

其他相关研究和信息

· 一些研究表明，镇静混淆了谵妄的评估，特别是当使用 CAM-ICU 时，该量表根据 4 个特征确定谵妄存在或不存在——精神状态的急性变化或波动、注意力不集中、思维混乱和意识水平改变[2,6]。

· 一项前瞻性队列研究纳入了 1194 例因严重脓毒症住院的患者（住院 1520 例次），研究了生存后认知功能受损和身体功能的变化。严重脓毒症与显著且持续的新发认知功能损害和功能障碍独立相关[7]。

· 一项对 300 名 ICU 患者的观察性研究检视了一个质量改善项目的效果，该项目包括多方面的睡眠促进干预措施，结果显示在患者的夜间噪声感知、谵妄 / 昏迷发生率和每日谵妄 / 无昏迷状态方面均有显著改善。次要结局指标（ICU、住院时间和死亡率）和 ICU 后结局（认知和感知睡眠质量）的改善无统计学意义[8]。

总结与启示　本研究表明 74% 的危重症成年患者在住院期间经历过谵妄。此外，ICU 患者通常在住院后 3 个月和 12 个月时出现整体认知和执行功能缺陷。这些发现强调了在 ICU 患者中严密监测谵妄的重要性。

（卢鑫磊 译；孙建良 审校）

参考文献

[1] Pandharipande PP, Girard TD, Jackson JC, et al. Long-term cognitive impairment after critical illness. N Engl J Med, 2013, 369(14):1306–1316.

[2] Ely EW, Inouye SK, Bernard GR, et al. Delirium in mechanically ventilated patients: validity and reliability of the confusion assessment method for the intensive care unit (CAM-ICU). JAMA, 2001, 286(21):2703–2710.

[3] Sessler CN, Gosnell MS, Grap MJ, et al. The Richmond Agitation-Sedation Scale: validity and reliability in adult intensive care unit patients. AM J Respir Crit Care Med, 2002, 166:1338–1344.

[4] Randolph C, Tierney MC, Mohr E, et al. The Repeatable Battery for the Assessment of Neuropsychological Status (RBANS): preliminary clinical validity. J Clin Exp Neuropsychol, 1998, 20:310–319.

[5] Reitan RM, Wolfson D. The Halstead Reitan neuropsychological test battery. Tucson AZ: Neuropsychology Press, 1985.

[6] Haenggi M, Blum S, Brechbuehl R,et al. Effect of sedation level on the prevalence of delirium when assessed with CAM-ICU and ICDSC. Intensive Care Med, 2013, 39(12):2171–2179.

[7] Iwashyna TJ, Ely EW, Smith DM,et al. Long-term cognitive impairment and functional disability among survivors of severe sepsis. JAMA, 2010, 304(16):1787–1794.

[8] Kamdar BB, King LM, Collop NA, et al. The effect of a quality improvement intervention on perceived sleep quality and cognition in a medical ICU. Crit Care Med, 2013, 41(3):800–809.

18

脑灌注压

> 脑灌注压管理可作为治疗创伤性颅内高压的主要目标，可显著降低创伤性脑损伤后的并发症发生率和死亡率。
>
> ——Rosner 等[1]

研究问题： 与传统的基于颅内压（ICP）的技术相比，将脑灌注压（CPP）管理作为主要治疗目标能否降低死亡率、提升格拉斯哥预后评分（GOS）？

资金来源： 美国卫生与公众服务部、美国疾病控制与预防中心、美国伤害预防与控制中心。

研究发表年份： 1995 年。

研究地点： 阿拉巴马大学伯明翰分校。

研究对象： 年龄 ≥ 14 岁的创伤性脑损伤（TBI）患者，抢救复苏后格拉斯哥昏迷评分（GCS）≤ 7 分或 24 h 内无法根据医生指令完成相应动作。纳入病例包括低氧血症、创伤性窒息、低血压、多系统损伤患者。

样本量： 158 例。

研究概况： 见图 18.1。

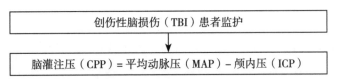

图 18.1 研究设计概况

研究干预： 对研究患者进行密切监测，通过扩容、脑脊液引流、给予血管升压素（去氧肾上腺素或去甲肾上腺素）和甘露醇设法维持 CPP 最低为 70 mmHg。如果参数表明患者将受益于较高的 CPP，则一些患者的 CPP 阈值将从 70 mmHg 增加到 80~90 mmHg（或者更高）。

所有患者均通过经额脑室造瘘导管监测中心静脉压（CVP）、动脉内血压及

ICP。所有患者均气管插管并调整通气参数以维持目标 $PaCO_2$ 为 35 mmHg。液体管理的目标是建立并维持正常容量至中等高容量（肺毛细血管楔压 12~15 mmHg 或 CVP 8~10 mmHg）。CPP 为 MAP 与平均 ICP 之差。当 CPP < 70 mmHg 设定值时，进行脑脊液引流；如果脑脊液引流不足以将 CPP 维持在目标水平，则增加血管升压素。未使用巴比妥类药物、过度通气和低温治疗。

随访时间： 10.5 个月。

研究终点： 通过 GOS 评估存活者的死亡率和结局质量。

结　果

- 在这项基于 CPP 的治疗方案的分析中，观察到的患者结局在死亡率、存活与死亡或植物状态、有利与不利结局分类方面明显好于其他报道 [创伤性昏迷数据库（TCDB），采用基于 ICP 的治疗技术] 中观察到的结果。
- 抢救复苏后的平均 GCS 评分为 5 分，大多数患者在车祸、袭击和跌倒中受伤。
- 总死亡率为 29%，死亡率差异较大，入院时 GCS 评分为 3 分的患者死亡率达 52%，入院时 GCS 评分为 7 分的患者死亡率为 12%。
- 对于存活的患者，良好恢复的可能性约为 80%。
- 获得良好结局（GOS 为 4 分或 5 分，表示轻度或中度残疾）的比率为 35%（入院时 GCS 为 3 分的患者）~75%（入院时 GCS 为 7 分的患者）。
- 该研究中只有 2% 的患者维持植物状态。

评价与局限性： 该研究中患者的瞳孔异常发生率和外科肿块性病变，或需手术的肿块性病变发生率总体较低。由于 TCDB 研究包括 GCS 评分为 ≥ 8~9 分的患者，因此无法通过 GCS 评分直接比较 TCDB 研究和该研究。

其他相关研究和信息

- 甘露醇和高张盐水是降低 ICP 的制剂。2016 年发表的一项系统综述显示：在治疗严重 TBI 时，甘露醇和高张盐水在降低死亡率、改善神经系统预后和降低颅内压方面没有观察到明显的临床差异。高张盐水导致 ICP 治疗失败的情况确实较少 [2]。
- 2017 年的"严重创伤性脑损伤管理指南"中指出："颅内压 > 22 mmHg 时建议治疗，因为高于该水平与死亡率增加有关""推荐的为获得生存和良好结局的 CPP 目标值为 60~70 mmHg"（Ⅱb 级建议）[3]。

总结与启示 本研究分析了 TBI 患者使用 CPP 而非标准的基于 ICP 监测的结果，与接受标准的基于 ICP 监测的患者相比，该研究显示出更低的死亡率和更好的结局。然而，由于该研究不是一项对照研究，因此不可能得出确切的结论。目前的指南并未推荐一种监测方式优于另一种，但提供了血压、ICP、CPP 和高级脑监测的阈值。

临床案例 | TBI 监测

▶ **病史** 一名 47 岁的 TBI 男性患者拟行下肢骨折修复手术。患者在遭遇摩托车碰撞后入院，1 周前入院时的 GCS 评分为 7 分。该患者接受了 ICP 和 CPP 监测。在手术过程中，患者的 ICP 保持在 22 mmHg 以下，但 CPP 下降到 50 mmHg。在该患者的 CPP 管理上有什么建议？

▶ **参考答案** 目前的神经外科指南建议 CPP 目标值为 60~70 mmHg。建议通过输液或使用血管升压素将患者的 CPP 至少提高到 60 mmHg。

（雷卫平 译；卢鑫磊 审校）

参考文献

[1] Rosner MJ, Rosner SD, Johnson AH. Cerebral perfusion pressure: management protocol and clinical results. J Neurosurg, 1995, 83(6):949–962.

[2] Burgess S, Abu-Laban RB, Slavik RS, et al. A systematic review of randomized controlled trials comparing hypertonic sodium solutions and mannitol for traumatic brain injury: implications for emergency department management. Ann Pharmacother, 2016, 50(4):291–300.

[3] Carney N, Totten AM, O'Reilly C, et al. Guidelines for the management of severe traumatic brain injury, fourth edition. Neurosurgery, 2017, 80(1):6–15.

第4部分

重症监护
Critical Care

19

减少 ICU 中导管相关血流感染的干预措施

作为"密歇根州患者安全倡议"的一部分，我们在 103 个 ICU 中实施了一种简单而价廉的干预措施来减少导管相关血流感染。在实施干预措施后的前 3 个月内，感染率中位数从每 1000 个导管日的 2.7 例下降到 0。

——Pronovost 等[1]

研究问题：ICU 医护人员能否通过实施包括 5 项简单感染控制措施在内的安全倡议来降低导管相关血流感染的发生率？

资金来源：美国医疗保健研究与质量局。

研究开始年份：2003 年。

研究发表年份：2006 年。

研究地点：美国密歇根州 67 家医院的 103 个 ICU。

研究对象：来自密歇根州 67 家医院 103 个 ICU 的患者，占密歇根州所有 ICU 床位的 85%。ICU 包括内科、外科、心脏、神经、外科创伤和一个儿科病房。

排除对象：4 个 ICU 的数据被排除，因为这些医院没有跟踪必要的数据，一个 ICU 的数据被合并纳入另一个 ICU 的数据。此外，密歇根州有 34 家医院选择不参与该项目。

样本量：共计 375 757 个导管日，即所有研究患者放置导管的总天数。例如，1 例患者放置导管 7 d 代表 7 个导管日。

研究概况：作为"密歇根 Keystone ICU 项目"的一部分，参与的 ICU 实施了一系列患者安全干预措施，包括使用每日目标表格来改进医护人员之间的沟通，增强医护人员的安全意识和氛围，以及降低导管相关血流感染率的干预措施。本分析侧重于预防导管相关血流感染的干预措施。

在实施安全倡议前 3 个月和实施后 18 个月，监测参加本研究 ICU 的患者血流感染率。

研究干预： 在准备实施安全倡议时，每个 ICU 至少指定一名医生和一名护士作为组长。组长接受"安全科学知识"和倡议内容的培训，培训方式包括两周一次的电话会议、研究人员的指导以及每年两次的全州会议。组长与每家医院的感染控制人员一起，在各自机构领导实施安全倡议。

安全倡议包括促进预防血流感染的 5 项简单措施：

- 洗手；
- 在置入中心静脉导管时使用无菌单；
- 在插入导管前用氯己定消毒剂清洁皮肤；
- 尽可能避免股静脉导管置入；
- 移除不必要的导管。

通过以下方式鼓励这些做法：

- 临床医生接受有关血液感染危害和感染控制措施重要性的教育；
- 在每个 ICU 准备一辆手推车，放置中心静脉导管置入所需的用品；
- 中心静脉导管推车包括一份清单提醒医护人员采取干预措施，并指导临床医生在放置中心静脉导管时完成清单；
- 在每天的 ICU 查房中，团队讨论移除不必要的导管；
- 临床医生团队定期收到患者血流感染率的反馈；
- 如果 ICU 工作人员观察到医生未遵循干预措施，他们有权停止该医生进行中心静脉导管置入（即护士和其他工作人员有权阻止未遵循安全措施的医生）。

随访时间： 18 个月。

研究终点： 安全倡议开始前后导管相关血流感染率的变化。

结　果

- 医院 ICU 在中心静脉导管穿刺包中放置氯己定的比例从安全倡议开始前的 19% 增加到 6 周后的 64%。
- 平均感染率在整个研究期间持续下降，即在整个研究期间，安全倡议变得越来越有效（表 19.1）。
- 安全倡议在教学医院和非教学医院以及大型医院（≥ 200 张床位）和小型医院（< 200 张床位）中均有效，但在小型医院中似乎略微更有效。

表 19.1　Keystone ICU 项目的主要结果

时间	研究医院每 1000 个导管日的感染中位数*	研究医院每 1000 个导管日的感染率范围†	P（与基线率比较）
基线	2.7	0.6~4.8	–
实施期间	1.6	0~4.4	≤ 0.05
实施后 0~3 个月	0	0~3.0	≤ 0.002
实施后 16~18 个月	0	0~2.4	≤ 0.002

*导管日指所有研究患者放置导管的总天数。例如，1 例患者放置导管 7 d 代表 7 个导管日
†研究医院感染率最高和最低值

评价与局限性： 因为缺少未实施安全倡议的对照组 ICU，因此不可能证明该倡议而非其他因素是观察到的感染减少的原因。然而，在同一时期，其他州的感染率并没有大幅下降，因此这一事实不支持其他解释。

在研究期间报告的感染数量减少可能仅仅是因为医务人员改变了诊断导管相关血流感染的方式。例如，在研究期间医务人员可能少报了这些感染，因为他们知道感染率被密切追踪。然而，作者认为这不太可能，因为感染率是由独立于 ICU 的医院感染控制人员根据预先指定的标准收集和报告的。

目前尚不清楚 ICU 医务人员在多大程度上遵循了该倡议的各部分内容，也不知道哪部分内容对降低感染率最重要。例如，观察到的大部分获益可能来自该倡议的某一项内容（如使用氯己定消毒剂）。

最后，不知道每个 ICU 必须投入多少时间、精力和费用来遵守安全干预措施。然而，资源利用程度可能为中等，因为干预措施很简单，无须昂贵的设备或用品。

其他相关研究和信息

· 随访分析显示，密歇根州导管相关血流感染的减少持续了 18 个月（总随访时间为 36 个月）[2]。

· 一项随访分析也显示：与周边各州相比，在密歇根州拥有医疗保险（Medicare）的 ICU 患者中实施安全倡议可降低全因死亡率[3]。

· 对 Keystone ICU 项目中 6 家医院的数据进行的成本分析表明，干预措施为医疗保健系统节省了资金：每次避免感染的干预平均成本为 3375 美元；然而，导管相关血流感染的治疗费用通常为 1.2 万 ~ 5.4 万美元[4]。

· Keystone ICU 倡议中使用的模型已在其他州成功实施，包括罗得岛州[5]和夏威夷州[6]。

· 减少手术患者并发症的简单核查清单也被证明是非常有效的[7-8]。

· 研究表明，通过使用简单的核查清单方案，其他医院获得性感染（如呼

吸机相关肺炎）的发生率可大大降低 [9-10]。

· 尽管这些安全倡议取得了成功，但美国和世界各地的许多医院并没有一直使用这些简单的措施。

总结与启示　ICU 医务人员实施包括 5 项简单感染控制措施在内的安全倡议与导管相关血流感染的大幅减少有关。虽然不能确定是安全倡议而非其他因素带来了感染的减少，但研究提供了强有力的证据，表明这一安全倡议应该得到广泛推广。

临床案例 | 减少 ICU 导管相关血流感染

▶ **病史**　假设你是一家社区医院的首席医疗官。你所在医院有一个 10 张病床的小型 ICU。根据本研究的结果，你是否应该实施本研究中使用的感染控制程序？

▶ **参考答案**　本研究表明，ICU 医务人员实施包括 5 项简单感染控制措施在内的安全倡议与导管相关血流感染的大幅减少有关。然而，你所在医院实施类似的计划将需要投入医务人员的时间和资源。此外，该计划在你所在医院可能不会像在参与本研究的密歇根州医院那样有效。

作为首席医疗官，你必须决定投资是否值得，或者是否可以更好地利用这些资源（例如，招聘更多的临床医务人员）。许多专家认为，在这项研究中采用的安全倡议是一项很好的投资，因为该计划相对成本低，似乎大大减少了感染，感染不仅对患者有害，而且治疗费用昂贵。然而，作为首席医疗官，你最终必须根据自己的判断做出决定。

（雷卫平 译；卢鑫磊 审校）

参考文献

[1] Pronovost P, Needham D, Berenholtz S, et al. An intervention to decrease catheter-related bloodstream infections in the ICU. N Engl J Med, 2006, 355(26):2725–2732.

[2] Pronovost PJ, Goeschel CA, Colantuoni E, et al. Sustaining reductions in catheter related bloodstream infections in Michigan intensive care units: observational study. BMJ, 2010,340:c309.

[3] Lipitz-Snyderman A, Steinwachs D, Needham DM, et al. Impact of a statewide intensive care unit quality improvement initiative on hospital mortality and length of stay: retrospective comparative analysis. BMJ, 2011, 342:d219.

[4] Waters HR, Korn R, JR, Colantuoni E, et al. The business case for quality: economic analysis of the Michigan Keystone Patient Safety Program in ICUs. Am J Med Qual, 2011, 26(5):333–339.

[5] DePalo VA, McNicoll L, Cornell M, et al. The Rhode Island ICU collaborative: a model for reducing central line-associated bloodstream infection and ventilator-associated pneumonia statewide. Qual Saf Health Care, 2010, 19(6):555–561.

[6] Lin DM, Weeks K, Bauer L, et al. Eradicating central line-associated bloodstream infections statewide: the Hawaii experience. Am J Med Qual, 2012, 27(2):124–129.

[7] Haynes AB, Weiser TG, Berry WR, et al. A surgical safety checklist to reduce morbidity and mortality in a global population. N Engl J Med, 2009, 360:491–499.

[8] de Vries EN, Prins HA, Crolla RM, et al. Effect of a comprehensive surgical safety system on patient outcomes. N Engl J Med, 2010 363, 20:1928–1937.

[9] Bouadma L,Deslandes E,Lolom I,et al. Long-term impact of a multifaceted prevention program on ventilator-associated pneumonia in a medical intensive care unit.Clin Infect Dis, 2010, 51(10):1115.

[10] Berenholtz SM,Phan JC,Thompson DA,et al.Collaborative cohort study of an intervention to reduce ventilator-associated pneumonia in the intensive care unit,Infect Control Hosp Epidemiol, 2011, 32(4):305.

20

早期目标导向治疗用于严重脓毒症和感染性休克

> 目标导向疗法旨在恢复氧供和氧需之间的平衡，在严重脓毒症和感染性休克的早期阶段具有显著的短期和长期效益。
>
> ——Rivers 等 [1]

研究问题： 在脓毒症早期积极纠正血流动力学紊乱是否能改善预后[1]？

资金来源： 亨利·福特（Henry Ford）健康系统研究基金和韦瑟比（Weatherby）医疗复苏奖学金。

研究开始年份： 1997 年。

研究发表年份： 2001 年。

研究地点： 亨利·福特医院，密歇根州底特律。

研究对象： 因严重脓毒症或感染性休克就诊于急诊室的成年人。患者需要有疑似感染和全身炎症反应综合征（SIRS）4 项标准中的至少 2 项，同时收缩压 ≤ 90 mmHg。或者，他们可能有疑似感染，至少满足 2 项 SIRS 标准，且乳酸水平 ≥ 4 mmol/L（表 20.1）。

表 20.1　全身炎症反应综合征（SIRS）标准

温度	$\leq 36℃$或$\geq 38℃$
心率	$\geq 90/min$
呼吸频率	$\geq 20/min$ 或 $PaCO_2 < 32$ mmHg
白细胞计数	$\geq 12 \times 10^9/L$ 或 $\leq 4 \times 10^9$ 或杆状核细胞 $\geq 10\%$

排除对象： 孕妇和患有急性疾病的患者，包括卒中、急性冠脉综合征、急性肺水肿、哮喘状态或胃肠道出血。有中心静脉置管禁忌证的患者也被排除在外。

样本量： 263 例。

研究概况： 见图 20.1。

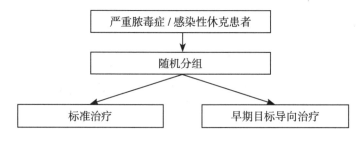

图 20.1 研究设计概况

研究干预： 标准治疗组患者立即接受重症监护会诊，并尽快入住 ICU。随后的处理由重症监护小组自行决定，该小组给出一个方治疗案，倡导以下血流动力学目标：

- 根据需要每 30 min 给予 500 mL 晶体液，使中心静脉压（CVP）达到 8~12 mmHg；
- 根据需要使用血管升压药以维持平均动脉压（MAP）$\geqslant$ 65 mmHg；
- 尿量$\geqslant$ 0.5 mL/（kg·h）。

早期目标导向治疗组的患者按照类似的方案进行管理，但他们也通过专门的中心静脉导管监测中心静脉氧饱和度（$ScvO_2$）：

- 如果 $ScvO_2$ < 70%，则输注红细胞使血细胞比容（HCT）$\geqslant$ 30%；
- 如果输血无效，则给予多巴酚丁胺（如患者可以耐受）。

此外，也许最重要的是，早期目标导向治疗组的患者在被送到急诊室后立即接受 6 h 的积极治疗。

随访时间： 60 d。

研究终点： 主要结局指标为院内死亡率。

结　果

- 在前 6 h，早期目标导向治疗组的患者比标准治疗组的患者接受更多的液体，更多的输血和更多的正性肌力药物支持。
- 在前 6 h，早期目标导向治疗组患者的 MAP 和平均 $ScvO_2$ 更高；此外，早期目标导向治疗组患者有更多患者 CVP、MAP 和尿量均达到目标值。
- 在 7~72 h，早期目标导向治疗组患者的血流动力学更平稳，对液体、红细胞输注、血管升压素和机械通气的需求更少。
- 早期目标导向治疗组死亡率较低（表 20.2）。

表 20.2　主要试验结果

结 局	标准治疗组	早期目标导向治疗组	P
住院时间*	18.4 d	14.6 d	0.04
60 d 死亡率	56.9%	44.3%	0.03
住院死亡率	46.5%	30.5%	0.009

*存活到出院的患者

评价与局限性：早期目标导向治疗方案涉及几种干预措施，因此不可能知道这些措施中的哪一种对改善结果最重要。特别是一些专家质疑基于 $ScvO_2$ 测量值所采取的积极的红细胞输注和多巴酚丁胺使用。

其他相关研究和信息

· 一项研究比较了脓毒症患者同时行血流动力学和 $ScvO_2$ 监测与单纯监测乳酸清除率的结果，表明两种形式的监测是等效的[2]。

<u>**总结与启示**</u>　大多数严重脓毒症或感染性休克患者在急诊就诊时应立即进行积极的血流动力学监测和支持 6 h（如果没有条件，则在 ICU 中开展），或直到血流动力学平稳。

临床案例 | 早期目标导向治疗

▶ **病史**　一名 48 岁的健康男性，自述"感觉痛苦"。昨日咳嗽、咳浓绿痰，发热，疲乏。就诊前 2 h 症状加重，现患者出现僵硬、疲乏感加重和轻中度呼吸困难。体格检查：体温 39℃，心率 126/min，呼吸 24/min，血压 96/64 mmHg。实验室结果显示：白细胞计数 $18×10^9$/L，杆状核计数 40%，乳酸浓度为 3 mmol/L。胸片显示右中肺叶实变。

在阅读了这项关于早期目标导向治疗的试验后，你会如何治疗该患者？

▶ **参考答案**　该患者符合 2 项以上 SIRS 标准，疑似感染（肺炎）。然而，由于其收缩压 > 90 mmhg、乳酸水平 < 4 mmol/L，因此不完全符合试验中规定的严重脓毒症的标准。如果他确实符合严重脓毒症的标准，需立即接受治疗（如果在急诊科可能实施）并进行早期目标导向治疗：

· 每 30 min 输注 500 mL 晶体液，目标 CVP 为 8~12 mmHg；

· 使用血管升压素维持 MAP ≥ 65 mmHg；

· 维持尿量 ≥ 0.5 mL/（kg·h）；

· 测定 $ScvO_2$（或乳酸清除率）进行血流动力学监测，输注红细胞，然后谨慎地使用多巴酚丁胺以达到血流动力学目标。

即使该患者不完全符合严重脓毒症的标准，早期实施目标导向治疗可能仍然是合理的，因为该患者的情况已非常接近标准。至少，如果患者收缩压降至 < 90 mmHg 或乳酸水平 > 4 mmol/L，应密切监测并立即进行早期目标导向治疗。

（雷卫平 译；卢鑫磊 审校）

参考文献

[1] Rivers E, Nguyen B, Havistad S, et al. Early goal-directed therapy in the treatment of severe sepsis and septic shock. N Engl J Med, 2001, 345(19):1368–1377.

[2] Jones AE, Shapiro NI, Trzeciak S, et al. Lactate clearance vs central venous oxygen saturation as goals of early sepsis therapy: a randomized clinical trial. JAMA, 2010, 303(8):739–746.

21

脓毒症患者的胰岛素强化治疗与羟乙基淀粉液体复苏

> 强化胰岛素治疗使危重脓毒症患者发生与低血糖相关严重不良事件的风险增加。本研究表明，使用羟乙基淀粉是有害的，其毒性随着剂量的累积而增加。
>
> ——Brunkhorst 等 [1]

研究问题： 在严重脓毒症或感染性休克患者中，强化胰岛素治疗与常规治疗相比、羟乙基淀粉（HES）治疗与乳酸林格液治疗相比，哪种治疗方法是安全、有效的？

资金来源： 德国联邦教育和研究部，德国贝朗公司，瑞士 HemoCue 公司，丹麦诺和诺德公司。

研究开始年份： 2003 年。

研究发表年份： 2008 年。

研究地点： 德国 18 家三级医院。

研究对象： 在多学科 ICU 中患有严重脓毒症或感染性休克的成人患者（发病时间在入住 ICU 前 24 h 内，或入住 ICU 后 12 h 内）。

排除对象： 年龄 < 18 岁，在随机分组前 24 h 内输注羟乙基淀粉超过 1000 mL 的患者。

样本量： 537 例。

研究概况： 见图 21.1。

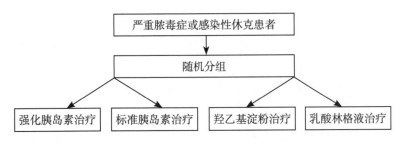

图 21.1　研究设计概况

研究干预：这项多中心、2×2 析因试验将患者随机分为接受强化胰岛素治疗组、常规胰岛素治疗组、10%HES 组 [pentastarch，一种低分子量的 HES（200/0.5）] 和乳酸林格液组。在常规胰岛素治疗组中，当血糖水平 > 200 mg/dL（11.1 mmol/L）时开始持续胰岛素输注，并调整血糖水平使其维持在 180~200 mg/dL（10~11.1 mmol/L）；在强化胰岛素治疗组，当血糖水平 > 110 mg/dL（6.1 mmol/L）时开始胰岛素输注，并调整血糖水平使其维持在 80~110 mg/dL（4.4~6.1 mmol/L）。每隔 1~4 h 测定血糖水平。在血流动力学目标值（如中心静脉压 > 8 mmhg) 的指导下对乳酸林格液组和 HES 组进行液体复苏。通过序贯器官衰竭评估（SOFA）的平均评分来衡量并发症发生率，6 个器官系统中每个系统的评分范围为 0~4 分，评分越高表示器官功能障碍越严重。

随访时间：90 d。

研究终点

- 主要结局指标：28 d 死亡率和并发症发生率（通过 SOFA 测定）。

- 次要结局指标：90 d 死亡率、急性肾衰竭（定义为血清肌酐达双倍基线水平或需要肾脏替代治疗）的发生率、血流动力学稳定的时间、血管升压药使用的频率、平均 SOFA 分项评分、输注红细胞的需求、机械通气的持续时间和在 ICU 治疗的时间。

  严重低血糖[定义为血糖水平 < 40 mg/dL(2.2 mmol/L)]的发生是安全性终点。

结　果

- 由于强化胰岛素治疗组患者低血糖发生率显著增加和 HES 组患者肾衰竭发生率显著增加，本试验出于安全原因提前终止。

- 对于胰岛素治疗，强化治疗组中 98.7% 的患者至少在一天中接受了胰岛素治疗，而常规治疗组为 74.1%，强化治疗组中患者的平均晨起血糖水平更低，每名患者每天的中位胰岛素使用剂量更高（$P < 0.001$）。

- 强化胰岛素治疗组严重低血糖的发生率高于常规治疗组（17% *vs.* 4.1%，$P < 0.001$），严重不良事件的发生率也高于常规治疗组（10.9% *vs.* 5.2%，$P=0.01$）[2]。这种低血糖事件的发生被视为威胁生命，与常规治疗组相比，需要延长强化治疗组的住院时间（$P=0.05$）。

- 对于胰岛素治疗，两组间的死亡率、SOFA 评分（平均值或分项评分）和次要结局指标无显著差异。一项 Cox 回归分析表明：患者的 APACHE Ⅱ 评分、年龄 > 60 岁和低血糖是死亡的危险因素，但强化胰岛素治疗不是独立危险因素。

· 在液体复苏方面，HES 组患者的中位中心静脉压和中位中心静脉血氧饱
和度均高于乳酸林格液组。HES 组患者血流动力学达标速率更快。

· 与乳酸林格液组相比，HES 组患者急性肾衰竭的发生率更高（39.4% *vs.*
22.8%，*P*=0.002），需要肾脏替代治疗的天数更多（18.3% *vs.* 9.2%），
中位血小板计数更低（*P* < 0.001），需要输注更多单位的浓缩红细胞。

· 事后单变量分析显示，HES 的累积剂量与 90 d 内的肾脏替代治疗需求和
死亡率直接相关。

评价与局限性： 本研究因安全原因而提前终止。HES 组中 38% 的患者至少有 1 天
使用的 HES 剂量超过限制剂量 [20 mL/（kg·d）] 的 10%。

其他相关研究和信息

· 拯救脓毒症运动：国际脓毒症和感染性休克管理指南（2016 版）建议，
当连续 2 次血糖水平 > 180 mg/dL（10 mmol/L）时开始使用胰岛素。这种
方法的目标血糖上限应该是 ≤ 180 mg/dL，而不是 ≤ 110 mg/dL（强烈推荐，
高质量证据）。指南不支持使用 HES 进行脓毒症或感染性休克患者的血管
内容量置换（强烈推荐，高质量证据）[3]。

· 一项随机、开放对照试验对接受体外循环心脏手术的 400 名成人（有或
无糖尿病）进行了盲法终点评估，结果表明：强化术中胰岛素治疗并未
降低围手术期死亡或并发症发生率。强化胰岛素治疗组的死亡（4 *vs* 0，
P=0.061）和卒中（8 *vs* 1，*P*=0.020）发生率更高 [4]。

总结与启示　这项研究表明，与常规胰岛素治疗相比，以 80~110 mg/dL（4.4~
6.1 mmol/L）为目标的强化胰岛素治疗并不能使危重患者获益；与乳酸林格液相比，
HES 液体复苏治疗也不能使危重患者获益。目前主要的脓毒症指南均不推荐强化
胰岛素治疗或 HES 液体复苏治疗。

临床案例 | 脓毒症患者围手术期的葡萄糖和液体管理

▶ **病史**　一名 62 岁男性脓毒症患者因肠穿孔到手术室行急诊腹部手术。患者低
血压，术中动脉血气分析显示血糖水平为 149 mg/dL（8.3 mmol/L）。术中是否
应使用胰岛素治疗患者的高血糖？HES 应该被用于液体复苏吗？

▶ **参考答案** 目前不适合用胰岛素治疗高血糖。应密切监测患者血糖水平。脓毒症时应避免使用 HES。

（刘畅 译；卢鑫磊 审校）

参考文献

[1] Brunkhorst FM, Engel C, Bloos F, et al. Intensive insulin therapy and pentastarch resuscitation in severe sepsis. N Engl J Med, 2008, 358(2):125–139.

[2] What is a serious adverse event? Rockville, MD: MedWatch, FDA Safety Information and Adverse Event Reporting Program, 2004. [2007–12–14].http://www.fda.gov/medwatch/report/DESK/advevnt.htm.

[3] Rhodes A, Evans LE, Alhazzani W, et al. Surviving sepsis campaign: international guidelines for management of sepsis and septic shock: 2016. Crit Care Med, 2017, 45(3):486–552.

[4] Gandhi GY, Nuttall GA, Abel MD, et al. Intensive intraoperative insulin therapy versus conventional glucose management during cardiac surgery: a randomized trial. Ann Intern Med, 2007, 146(4):233–243.

22

重症监护中的输血需求（TRICC）

> 我们的研究结果表明：在危重患者中，使用血红蛋白低至 70g / L 的红细胞输注阈值与宽松性输血（阈值为 100 g/L）同样有效，并且可能优于宽松性输血。
>
> ——Hébert 等 [1]

研究问题： ICU 中的贫血患者应何时接受红细胞输注 [1]？

资金来源： 加拿大医学研究理事会和拜耳公司的无限制捐赠（加拿大医学研究理事会资助在先，随后由拜耳公司资助）。

研究开始年份： 1994 年。

研究发表年份： 1999 年。

研究地点： 加拿大的 25 个 ICU。

研究对象： 在内科和外科 ICU 中，临床血容量正常但血红蛋白（Hb）< 90 g/L 的成年人。

排除对象： 有大量活动性失血（例如，消化道出血导致在过去 12 h 内 Hb 下降至少 30 g/L）、慢性贫血（入院前至少 1 个月 Hb < 90 g/L）的患者，以及孕妇。

样本量： 838 例。

研究概况： 见图 21.1。

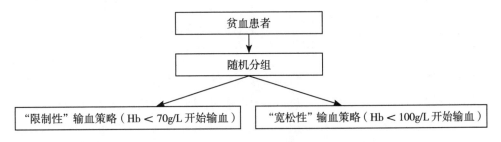

图 22.1 研究设计概况

研究干预：根据之前的阈值每次输注 1 单位的非去白细胞红细胞。每次输注后测定患者的血红蛋白，根据需要追加输注。

随访时间：30 d。

研究终点

· 主要结局指标：30 d 死亡率。

· 次要结局指标：60 d 死亡率、多器官衰竭。

结　果

· 约 30% 的患者原发疾病为呼吸系统疾病，20% 的患者原发疾病为心脏疾病，15% 的患者原发疾病为胃肠道疾病，20% 的患者原发疾病为创伤。

· 试验期间，限制组患者平均输注 2.6 单位红细胞，而宽松组患者平均输注 5.6 单位红细胞。

· 限制组的日均血红蛋白为 85 g/L，宽松组为 107 g/L。

· 如表 22.1 所示，限制组和宽松组患者的 30 d 死亡率无显著差异；然而，在对更年轻、更健康的患者进行的亚组分析中，限制组的 30 d 死亡率显著较低。

表 22.1　主要研究结果

结局	限制组	宽松组	P
30 d 死亡率	18.7%	23.3%	0.11
60 d 死亡率	22.7%	26.5%	0.23
多器官衰竭[*]	5.3%	4.3%	0.36

[*] 超过 3 个器官出现衰竭

· 在对心脏病患者进行的亚组分析中，限制性输血组和宽松性输血组患者的 30 d 死亡率无显著差异；　然而，急性冠脉综合征患者接受宽松性输血策略后，结局未得到显著改善。

· 心脏事件（肺水肿和心肌梗死）在宽松性输血组中显著增加。

评价与局限性：由于主管医生未将很多患有严重心脏疾病者纳入本试验，因此本研究中严重心脏疾病患者的占比过低。此外，本试验中使用的红细胞未去除白细胞；而一些中心现在常规使用去白细胞的血制品，这可能与更少的输血相关并发症有关。

其他相关研究和信息

- 一篇综述对比较限制性和宽松性输血策略的临床试验进行了总结分析，认为现有证据支持在无严重心脏疾病的患者中使用限制性输血策略。然而，限制性输血策略对功能状态、并发症发生率和死亡率的影响，尤其是对心脏疾病患者的影响，需要开展进一步的大型临床试验进行研究[3]。

- 一些试验支持在接受择期冠状动脉旁路移植[4]、因髋部骨折接受手术的患者[5]以及 ICU 的儿童患者[6]中使用限制性输血策略。

- 在急性上消化道出血患者中，研究证明限制性输血策略（阈值为 Hb ≤ 70 g/L）优于宽松性输血策略（阈值为 Hb ≤ 100 g/L）[7]。

- 一项涉及因髋部骨折住院的老年患者的小型试验，比较了宽松性输血策略（阈值为 Hb ≤ 100 g/L）和限制性输血策略（阈值为 Hb ≤ 80 g/L）。结果表明，宽松性策略的死亡率较低，但这些结果需要在更大规模的研究中重复[8]。

总结与启示　对于大多数危重患者来说，等到 Hb 降至 ≤ 70 g/L 再输注红细胞与 Hb < 100 g/L 时输注红细胞同样有效，甚至效果更好。这些发现可能不适用于被排除出本试验的慢性贫血患者。本试验的结果可能也不适用于活动性心肌缺血患者，这些患者在本试验中的代表人数较少，并且在输血阈值为 70g/L 时，患者结局并未明显恶化。

临床案例　危重患者的红细胞输注

▶ **病史**　一名患骨髓增生异常综合征的 74 岁女性因肺炎入住贵院全科医学科。你注意到她在过去的 3 个月里感到越来越疲劳。入院时 Hb 为 80 g/L，较 4 个月前的 105g/L 有所下降。

　　基于以上 TRICC 试验结果，你应该给予患者红细胞输注吗？

▶ **参考答案**　TRICC 试验表明，对于大多数危重患者来说，待 Hb 降至 < 70 g/L 再输注红细胞与 Hb < 100g/L 时输注红细胞同样有效，而且可能效果更好。然而，本病例中患者的病情并不危重，因此该患者不适用 TRICC 的结果。该患者的疲劳可能是由骨髓增生异常综合征引起的贫血所致，为其输注红细胞很可能是适合的做法。

（刘畅 译；卢鑫磊 审校）

参考文献

[1] Hébert PC, Wells G, Blajchman MA, et al. A multicenter, randomized, controlled clinical trial of transfusion requirements in critical care. N Engl J Med, 1999, 340(6):409–417.

[2] Hébert PC, Yetisir E, Martin C, et al. Is a low transfusion threshold safe in critically ill patients with cardiovascular diseases? Crit Care Med, 2001, 29(2):227.

[3] Carless PA, Henry DA, Carson JL, et al. Transfusion thresholds and other strategies for guiding allogeneic red blood cell transfusion. Cochrane Database Syst Rev, 2010, 10:CD002042.

[4] Bracey AW, Radovancevic R, Riggs SA, et al. Lowering the hemoglobin threshold for transfusion in coronary artery bypass procedures: effect on patient outcome. Transfusion, 1999, 39(10):1070.

[5] Carson JL, Terrin ML, Noveck H, et al. Liberal or restrictive transfusion in high-risk patients after hip surgery. N Engl J Med, 2011, 365(26):2453.

[6] Lacroix J, Hébert PC, Hutchison JS, et al. Transfusion strategies for patients in pediatric intensive care units. N Engl J Med, 2007, 356(16):1609–1619.

[7] Villanueva C, Colomo A, Bosch A, et al. Transfusion strategies for acute upper gastrointestinal bleeding. N Engl J Med, 2013, 368(1):11–21.

[8] Foss NB, Kristensen MT, Jensen PS, et al. The effects of liberal vs. restrictive transfusion thresholds on ambulation after hip fracture surgery. Transfusion, 2009, 49(2):227.

23

限制性静脉输液对术后并发症的影响

围手术期以保持体重为目标的限制性静脉输液方案可减少择期结直肠切除术后的并发症。

——Brandstrup 等 [1]

研究问题：以体重不变为目标的限制性静脉输液方案与标准方案相比，对择期结直肠手术后并发症的影响如何？

资金来源：哥本哈根大学东丹麦健康科学研究论坛，丹麦 Bispebjerg 大学附属医院预防医学和健康促进临床部，丹麦研究理事会哥本哈根医院公司，哥本哈根地区、法罗群岛和格陵兰地区的丹麦医院医学研究基金会，丹麦医学协会研究基金会，北日德兰研究理事会，瓦埃勒研究和发展理事会，Olga BrydeNielsens 基金会，Hans 和 Nora Buchards 基金会，Inge 和 Jórgen Larsen's MinDelegat，Grosserer Valdemar Foersom 与 wife Thyra Foersoms 基金会，纽迪希亚 A/S 和 N.C.。

研究开始年份：1999 年。

研究发表年份：2003 年。

研究地点：丹麦的 8 家医院。

研究对象：选取 ASA 分级 Ⅰ、Ⅱ或Ⅲ级，择期行结直肠切除术的成年患者。

排除对象：怀孕或哺乳期、有精神障碍史、语言问题、过量饮酒 (每周饮酒量超过 35 杯)、糖尿病、肾功能不全、播散性癌症、继发性癌症、炎症性肠病或伴有硬膜外镇痛禁忌的疾病。

样本量：172 例。

研究概况：见图 23.1。

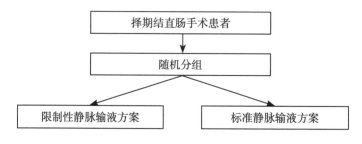

图 23.1 研究设计概况

研究干预：将接受胸段硬膜外阻滞联合全身麻醉的患者随机分为两组——限制液体组和标准液体组。所有患者在手术前 2 h 内给予补液。

标准组术前静脉滴注 500 mL 生理盐水，以弥补术前禁食期间的损失，硬膜外镇痛前用 6% 羟乙基淀粉（HES）500 mL 预充容量，术中以确定的速度静脉滴注生理盐水以弥补不显性失水。在限制组中，除术前禁食期间静脉滴注 500 mL 5% 葡萄糖减少口服液体摄入外，其余均省略。

在限制组中，手术失血量按照体积用 HES 替代，最高可达 500 mL。相反，在标准组中，最初的 500 mL 失血用 1000~1500 mL 生理盐水代替，额外的失血用 HES 代替。如果失血量接近 1500 mL（目标血细胞比容 25%~35%），则开始输血。如果在达到 HES 的最大推荐剂量 [33 mL/（kg·d）] 后需要使用胶体，则给予 5% 白蛋白。但对尿量损失不给予额外补液。

限制组在手术后的当天静脉滴注 5% 葡萄糖 1000 mL，并按体积用 HES 补充损失的引流液。相比之下，标准组接受了 1000~2000 mL 晶体液。两组均自由饮水，限制组在进食量不足时给予静脉补液，标准组在外科指导下常规静脉补液。

两组患者术前及术后 6 d 内每天称重。如果当天的体重超过基线值 1 kg，则限制组接受呋塞米（速尿）治疗。

所有患者均于手术当天及术后 3 d 经鼻十二指肠或鼻空肠喂养管接受营养支持。

随访时间：中位随访时间为术后 34 d。

研究终点

· 主要结局指标：术后 30 d 内记录的并发症。

· 次要结局指标：死亡和不良反应（包括肾功能损害和术后低血压）。

结　果

· 共有 141 名患者完成了试验：限制组 69 人，标准组 72 人。

· 限制组手术当天静脉输液量明显少于标准组（中位数 2740 mL *vs.* 538 8 mL；

$P < 0.000\ 5$），但给予的 HES 量相似。术后第 1 天静脉输液量之间的差异也很显著。

- 与标准组相比，限制组术后并发症明显减少（基于意向性治疗、按方案治疗、盲法和非盲法分析）。在有并发症的患者中，限制组每名患者平均发生 1.2 种并发症，而标准组平均发生 2.1 种并发症（$P=0.032$）。
- 标准组患者从手术当天到术后第 6 天测量结束时体重显著增加。
- 并发症与手术当天静脉输液量增加（$P < 0.001$）及体重增加（$P < 0.001$）之间的剂量 – 反应关系与分组无关。
- 标准组有 4 例患者死亡，限制组无死亡（$P=0.12$）。死因：肺水肿、肺炎伴败血症、肺栓塞。死亡发生在不同机构。
- 两组发生术后低血压事件的患者数量相似，表明静脉输液不能有效预防硬膜外镇痛引起的低血压。
- 术后第 1~6 天的尿量或血清肌酐无显著差异。标准组与限制组患者在手术当天低尿量 [< 0.5 mL/（kg·h）] 发生率和到达恢复室时的血肌酐水平上有显著差异（低尿量：3% $vs.$12%，$P=0.008$；肌酐均值：75.8 μmol/L $vs.$ 86 μmol/L，$P=0.002$）。标准组有 1 例脓毒症后发生肾衰竭。

评价与局限性： 在手术当天观察到与方案的偏差——限制组中 15% 的患者接受了更多的静脉输液，标准组中 24% 的患者接受了比方案计划更少的静脉输液。

其他相关研究和信息

- 在进行这项研究时，已经确定大手术的围手术期输液治疗会导致显著的相关体重增加。此外，这种液体超负荷与住院时长增加和并发症（例如呼吸机依赖性增加和肠功能恢复延迟）有关[2-3]。
- 2012 年发表的一项随机临床试验比较了结直肠手术中极端限液和标准快速通道方案，发现在初次住院时长或总住院时长（包括再入院）方面无差异。限制组患者的并发症发生率明显低于标准方案组（31/79 $vs.$ 47/82，$P=0.027$）。在限制组中，血管升压药的使用率更高（97% $vs.$ 80%，$P < 0.001$）[4]。
- 2013 年加速康复外科（ERAS®）协会择期结肠手术围手术期护理指南推荐使用平衡晶体溶液进行目标导向的液体治疗。血管升压药应考虑用于术中和硬膜外阻滞诱导的低血压的术后处理，但前提是患者的血容量正常[5]。

总结与启示　这项随机、观察者盲法的临床试验表明，旨在保持体重不变的限制性静脉输液方案可减少择期结直肠手术后的并发症。

▶ **病史** 一名 55 岁的男性结肠癌患者在全身麻醉下接受开腹结肠切除手术，并使用胸段硬膜外阻滞进行术后镇痛。患者有高血压和冠状动脉疾病病史。围手术期液体管理目标和实现这些目标的策略是什么？

▶ **参考答案** 在结直肠手术中维持围手术期血容量正常和避免因静脉输液使体重明显增加的益处已在许多研究中得到证实。该患者应在术前称重，仔细记录摄入量和排出量，术后每天称量体重将有助于确定总液体平衡。术中输液应以维持正常血容量为目标，并以总失血量而非尿量作为指导。可以使用血管升压药而不是静脉输液来对抗硬膜外镇痛相关的低血压。

（储国海 译；卢鑫磊 审校）

参考文献

[1] Brandstrup B, Tonnesen H, Beier-Holgersen R, et al. Effects of intravenous fluid restriction on postoperative complications: comparison of two perioperative fluid regimens: a randomized assessor-blinded multicenter trial. Ann Surg, 2003, 238(5):641–648.

[2] Lobo DN, Bostock KA, Neal KR, et al. Effect of salt and water balance on recovery of gastrointestinal function after elective colonic resection: a randomised controlled trial. Lancet, 2002, 359(9320):1812–1818.

[3] Lowell JA, Schifferdecker C, Driscoll DF,et al. Postoperative fluid overload: not a benign problem. Crit Care Med, 1990, 18(7):728–733.

[4] Abraham-Nordling M, Hjern F, Pollack J,et al. Randomized clinical trial of fluid restriction in colorectal surgery. Br J Surg, 2012, 99(2):186–191.

[5] Gustafsson UO, Scott MJ, Schwenk W, et al. Guidelines for perioperative care in elective colonic surgery: Enhanced Recovery After Surgery (ERAS®) Society recommendations. World J Surg, 2013, 37(2):259–284.

24

生理盐水与白蛋白液体评价（SAFE）研究

我们的研究证明，白蛋白和生理盐水应该被认为是 ICU 中不同人群患者血管内容量复苏的临床同等治疗方法。白蛋白或生理盐水能否在进一步选择的危重患者群体中产生益处，还需要深入研究。

——SAFE 试验研究者[1]

研究问题：使用白蛋白或生理盐水进行液体复苏对 ICU 患者的结局有何影响？

资金来源：奥克兰地区卫生委员会，米德尔莫尔医院，新西兰卫生研究委员会，澳大利亚联邦卫生和老年保健部，澳大利亚国家卫生和医学研究委员会，西澳大利亚州卫生局，新南威尔士州卫生局，北领地卫生局，昆士兰卫生局，皇家霍巴特医院（塔斯马尼亚），南澳大利亚州公共服务部和维多利亚公共服务部。

研究开始年份：2001 年。

研究发表年份：2004 年。

研究地点：澳大利亚和新西兰的 16 家医院。

研究对象：入住封闭式多学科 ICU 的成年患者，根据其治疗医生的判断需要液体复苏，并且至少有下列情况之一：心率 < 90/min，收缩压（SBP）< 100 mmHg，平均动脉压（MAP）< 75 mmHg，或 SBP 或 MAP 较基线低 40 mmHg，或需要正性肌力药物或血管升压药物将血压维持在这些水平，中心静脉压（CVP）< 10 mmHg，肺毛细血管楔压 < 12 mmHg，SBP 或 MAP 随呼吸产生的变异 > 5 mmHg，毛细血管充盈时间 > 1 s，尿量 < 0.5 mL/（kg·h）。

排除对象：既往对人白蛋白有不良反应，宗教信仰反对使用人血液制品，需要血浆置换，先前参加过 SAFE 研究，心脏手术或肝移植后入住 ICU，或因烧伤入住 ICU 的患者；脑死亡或被判定有可能在 24 h 内进展为脑死亡的患者，在资格评估后不太可能存活超过 24 h 的患者；曾参加过"在参加研究的 ICU 内和当前住院期间进行液体复苏"的患者；以及"从非参加研究的 ICU 转到参加研究的 ICU，并在非参加研究的 ICU 接受液体推注或液体复苏以治疗容量耗竭的患者"。

样本量： 6997 例。

研究概况： 见图 24.1。

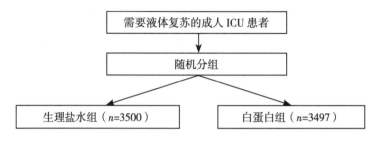

图 24.1 研究设计概况

研究干预： 患者被随机分配接受 4% 白蛋白或生理盐水进行血管内液体复苏，持续 28 d。通过专门设计的给药装置和完全相同的 500 mL 输液瓶提供研究液体来确保盲法。监测（CVP、肺动脉导管置入）和补充液体 (维持、特定的替代、肠内或肠外营养以及血液制品) 的管理由治疗的临床医生自行决定。

随访时间： 直至死亡、ICU 出院或入组后共 28 d。

研究终点

· 主要结局指标：随机分组后 28 d 内任何原因造成的死亡。

· 次要结局指标：存活时间、发生新的器官衰竭的患者比例、机械通气持续时间、肾脏替代治疗持续时间、ICU 和住院时间。此外，随机分组后 28 d 内的死亡率在 6 个预先确定的亚组——基线时存在或不存在创伤，存在或不存在严重脓毒症，存在或不存在基线时急性呼吸窘迫综合征——中进行了检测。

结　果

· 两个研究组的基线患者特征相似，唯一具有统计学意义的差异是白蛋白组的平均 CVP 高于生理盐水组 [（9.0 ± 4.7）mmHg *vs.*（8.6 ± 4.6）mmHg；*P*=0.03]。

· 两个研究组在总死亡率、新发单器官衰竭和多器官衰竭患者的比例、ICU 平均入住天数、住院天数、机械通气天数或肾脏替代治疗天数方面没有显著差异。

· 白蛋白组的患者在前 4 d 接受的液体比生理盐水组的患者少，但前 2 d 白蛋白组患者接受了更多的浓缩红细胞输注。

· 在 6 个预先设定的亚组中，对于严重脓毒症患者和创伤患者，白蛋白组和生理盐水组在 28 d 内死亡的差异趋势有统计学意义。

· 对于创伤亚组，与非创伤患者相比，有创伤患者的死亡相对风险增加是因为他们合并脑损伤从而导致死亡人数增多。

评价与局限性： 这项研究不足以检测 6 个设定亚组中死亡率的微小差异。对于只占研究人群 7% 的创伤性脑损伤患者来说，以 28 d 内死亡作为主要结局指标可能不是最合适的临床结局指标；长期存活和神经功能状态等结局指标可能更有意义。

其他相关研究和信息

· 2007 年，SAFE 研究调查者发表了一项对创伤性脑损伤患者亚组的事后分析，根据格拉斯哥昏迷评分（GCS）对患者进行了进一步的严重程度分类，其中，重型脑损伤定义为基线 GCS 评分 3~8 分。对整个脑损伤人群的分析显示：24 个月时白蛋白组的死亡率显著较高，而获得良好神经结局的患者比例更低，这可归因于重型脑损伤患者的差异（GCS 3~8 分）。在基线 GCS 评分为 9~12 分的患者中，白蛋白组和生理盐水组在 24 个月时的死亡率或良好的神经结局方面没有显著差异。这一分析表明，对于重型颅脑损伤患者的复苏，生理盐水优于白蛋白 [2]。

· 2011 年，SAFE 研究调查人员发表了一项对严重脓毒症患者亚组的事后分析，目的是更好地确定白蛋白或生理盐水对特定器官功能 [使用序贯器官衰竭评估（SOFA）评分] 及死亡率的影响。总体而言，28 d 死亡率的数据支持使用白蛋白进行复苏，OR 为 0.71（95%CI=0.52~0.97，*P*=0.03）。使用白蛋白和生理盐水对呼吸或肾脏的 SOFA 评分没有差异。在使用白蛋白时，观察到肝脏 SOFA 评分增加；这被认为是白蛋白溶液中存在胆红素所致，而非肝脏功能恶化的迹象。尽管差异没有达到统计学意义，但白蛋白组的心血管 SOFA 评分较低，可能是由于该组患者较高的中心静脉压和较低的心率所致 [3]。

· "拯救脓毒症运动"：脓毒症和感染性休克国际管理指南（2016 版）推荐晶体液作为脓毒症和感染性休克患者初始复苏和随后血管内容量替代的首选液体（强烈推荐，中等质量证据）。当患者需要大量晶体液时，除了晶体液外，还建议使用白蛋白进行初始复苏和随后的血管内容量替代（弱推荐，低质量证据）[4]。

总结与启示 这项大型、多中心、前瞻性、随机、双盲试验未能证明在 ICU 复苏中白蛋白比晶体溶液具有更多益处。这些发现与其他研究一致 [5-6]。然而，SAFE

研究的事后分析表明，某些患者亚组可能从生理盐水中的获益多于白蛋白（严重脑损伤患者），而另一些患者亚组可能从白蛋白中的获益多于生理盐水（严重脓毒症患者）。然而，这些发现均需要进一步验证。

临床案例 | ICU 中的液体复苏

▶ **病史** 一名 67 岁的男性因肺炎和脓毒症被送入 ICU。患者心动过速（心率为 105/min），收缩压在 80mmHg 左右，及时给予抗生素。患者需要容量复苏，初始复苏的液体选择是什么？假设患者接受了大量的晶体液，但需要随后的血管内容量替代，是否应该考虑白蛋白？

▶ **参考答案** 晶体液是脓毒症和感染性休克患者初始复苏和随后血管内容量替代的首选液体。当患者需要大量晶体液用于初始复苏和随后的血管内容量补充时，除了晶体液外，还建议使用白蛋白。脓毒症患者应避免使用羟乙基淀粉溶液。

（储国海 译；卢鑫磊 审校）

参考文献

[1] The SAFE Study Investigators. A comparison of albumin and saline for fluid resuscitation in the intensive care unit. N Engl J Med, 2004, 350(22):2247–2256.

[2] The SAFE Study Investigators. Saline or albumin for fluid resuscitation in patients with traumatic brain injury. N Engl J Med, 2007, 357(9):874–884.

[3] The SAFE Study Investigators. Impact of albumin compared to saline on organ function and mortality of patients with severe sepsis. Intensive Care Med, 2011, 37(1):86–96.

[4] Rhodes A, Evans LE, Alhazzani W, et al. Surviving sepsis campaign: international guidelines for management of sepsis and septic shock: 2016. Crit Care Med, 2017, 45(3):486–552.

[5] Cochrane Injuries Group Albumin Reviewers. Human albumin administration in critically ill patients: systematic review of randomised controlled trials. BMJ, 1998, 317(7153):235–240.

[6] Wilkes MM, Navickis RJ. Patient survival after human albumin administration. A meta-analysis of randomized, controlled trials. Ann Intern Med, 2001, 135(3):149–164.

第 5 部分

围手术期医学
Perioperative Medicine

25

高危手术患者术中知晓的预防

> BAG-RECALL 试验证明：为预防术中知晓，脑电图衍生的脑电双频指数方案并未优于标准的呼气末麻醉药浓度监测方案。
>
> ——Avidan 等 [1]

研究问题： 在预防术中知晓方面，脑电图衍生的脑电双频指数（BIS）优于标准的呼气末麻醉药浓度（ETAC）监测吗？

资金来源： 麻醉教育与研究基金会，美国麻醉医师协会（ASA），温尼伯地区卫生局，曼尼托巴大学医学中心麻醉科，圣·路易斯华盛顿大学医学中心麻醉科，芝加哥大学医学中心麻醉科。

研究开始年份： 2008 年。

研究发表年份： 2011 年。

研究地点： 圣·路易斯华盛顿大学、芝加哥大学和曼尼托巴大学

研究对象： 在异氟醚、七氟醚或地氟醚全身麻醉下接受择期手术的年龄 ≥ 18 岁的术中知晓高危人群（至少满足以下一项：择期心内直视手术、主动脉狭窄、肺动脉高压、使用阿片类药物、使用苯二氮䓬类药物、使用抗惊厥药物、每日饮酒、ASA 分级 Ⅳ 级、终末期肺疾病史、术中知晓史、插管困难史或预期插管困难史、心脏射血分数 < 40% 和临界运动耐量）。

排除对象： 患有痴呆症、无法提供书面知情同意书，或有卒中病史伴残留神经功能缺损的患者。

样本量： 6041 例。

研究概况： 见图 25.1。

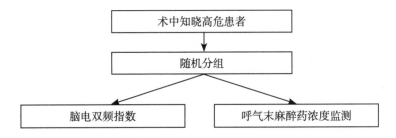

图 25.1　研究设计概况

研究干预： 在这项前瞻性、多中心、随机、对照试验中，术中知晓高危患者随机接受 BIS 引导或 ETAC 引导的全身麻醉。对每名患者进行 ETAC 监测，并将 BIS 传感器（美国柯惠，Covidien）应用于前额。如果 BIS < 40 或 > 60（范围 0~100），BIS 组可以听到警报，但不会收到 ETAC 值的警报。同理，ETAC 组患者的 BIS 值也对研究者设盲，但如果 ETAC < 0.7 或 > 1.3 的年龄校正后的最小肺泡浓度（MAC），则研究者会听到警报。以 1 min 的最小间隔记录 BIS 值和 ETAC。两个方案都包括结构化教育和核查清单。术中知晓率在术后 72 h 内和拔管后 30 d 用改良的 Brice 问卷进行评估 [2]。报告术中知晓的患者由不同的评估者用额外的结构化问题进行评估，并提供心理咨询。3 位专家审查了监测反应，并将患者分为 3 类：明确知晓、可能知晓或无知晓。根据密歇根知晓分级对知晓进行分级 [3]。

随访时间： 术后 72 h 内和拔管后 30 d。

研究终点

· 主要结局指标：术中明确知晓的发生率。

· 次要结局指标：术中明确知晓或可能知晓的发生率，以及痛苦的知晓经历发生率。

结　果

· 共有 5714 名患者完成了至少一次术后访视，并被纳入主要分析。两个研究组在麻醉剂量或主要术后不良事件发生率方面没有差异。

· 与 BIS 组相比，ETAC 组中出现术中知晓的患者比例较低，但差异无统计学意义。

· 共有 49 名患者报告术中知晓，其中 9 名患者明确知晓（BIS 组 7 名，ETAC 组 2 名），27 名患者明确知晓或可能知晓。BIS 组共有 8 名患者（ETAC 组有 1 名患者）有令人痛苦的知晓体验（例如恐惧、焦虑、窒息、末日感或濒死感）。

- 27 名经历明确或可能术中知晓的患者与未经历术中知晓的患者相比，其患者特征存在显著差异：分析发现当采用一个额外的高风险纳入标准时，出现术中知晓的患者均达到了该标准中风险分值的中位数；若采用一个额外的对既存医学问题的评估时，出现术中知晓的患者也均达到了该评估标准中风险分值的中位数。进一步证实发生术中知晓的患者术前可能存在多种风险因素，且已经存在本研究限定风险因素之外的其他医学问题，亦即两组间的患者基线特征并不完全不匹配。
- 9 名明确知晓的患者中有 5 名，18 名可能知晓的患者中有 6 名的 BIS $\leq$ 60，或 ETAC $\geq$ 0.7 的年龄校正 MAC。

评价与局限性： 许多患者由于精神状态或在初次访视前死亡而没有接受术后访视；缺失的数据可能会对一项罕见结局的研究结果产生重要影响。术中知晓的未知风险因素可能在两个研究组中分布不均。

其他相关研究和信息

- 该研究与 B-AWARE 试验（结果发表于 2004 年）形成对比，证明 BIS 引导下麻醉可降低进行全身麻醉并使用肌松药的高风险成人手术患者的术中知晓风险。B-AWARE 试验包括 2463 例患者（1225 例分配至 BIS 组，1238 例分配至常规护理组）。在 BIS 引导组中有 2 例为明确知晓，在常规护理组中有 11 例为明确知晓（P=0.022）[4]。
- 该研究结果与小型、单中心 B-UNAWARE 试验的结果一致（发表于 2008 年）。B-UNAWARE 试验共纳入 1941 例患者（967 例分配至 BIS 组，974 例分配至 ETAC 组），证实了 BIS 监测并未降低术中知晓的发生率。在 B-UNAWARE 试验中，每个研究组中均有 2 名患者经历了明确的术中知晓，其中 1 例 BIS > 60，3 例 ETAC < 0.7 MAC[5]。

总结与启示 该试验未能证明 BIS 方案在预防术中知晓方面优于标准的 ETAC 监测方案。

临床案例 | 全身麻醉和知晓

▶ **病史** 一名 55 岁男性因癌症在全身麻醉（使用肌松药）下进行腹部大手术。该患者肥胖（体重指数 35 kg/m²），有高血压和冠状动脉疾病史，并因骨关节炎而使运动耐量仅处于临界状态。患者自述每天喝 1~2 杯啤酒。日常用药包括一种 β 受体阻滞剂和经常服用的抗失眠药物（劳拉西泮）。考虑到该患者的既往病史、社会学特征和手术计划，应注意其术中知晓的风险。你准备如何进行？

▶ **参考答案** β受体阻滞剂治疗可能会弱化围手术期血流动力学的变化，从而产生对麻醉深度不足迹象的药理学掩盖。长期饮酒与 MAC 需求增加有关。患者使用苯二氮䓬类药物和临界运动耐量增加了术中知晓的风险。考虑到患者的风险因素和手术过程中对肌松药的需求，应监测和维持足够的麻醉深度。术中低血压应首先采用容量替代或升压药治疗；如果有必要降低麻醉深度，应小心谨慎。可以联合使用镇静剂和安眠药、镇痛剂和麻醉剂。

（张紫薇 译；程远 审校）

参考文献

[1] Avidan MS, Jacobsohn E, Glick D, et al. Prevention of intraoperative awareness in a high-risk surgical population. N Engl J Med, 2011, 365(7):591–600.

[2] Brice DD, Hetherington RR, Utting JE. A simple study of awareness and dreaming during anaesthesia. Br J Anaesth, 1970, 42(6):535–542.

[3] Mashour GA, Tremper KK, Avidan MS. Protocol for the "Michigan Awareness Control Study": a prospective, randomized, controlled trial comparing electronic alerts based on bispectral index monitoring or minimum alveolar concentration for the prevention of intraoperative awareness. BMC Anesthesiol, 2009, 5, 9:7.

[4] Myles PS, Leslie K, MeNeil J,et al. Bispectral index monitoring to prevent awareness during anaesthesia: the B-Aware randomised controlled trial. Lancet, 2004, 363(9423):1757–1763.

[5] Avidan MS, Zhang L, Burnside BA, et al. Anesthesia awareness and the bispectral index. N Engl J Med, 2008, 358(11):1097–1108.

26

围手术期用药错误与药物不良事件

大约每20次围手术期用药中有1次，每2次操作中有1次，会出现用药错误和（或）药物不良事件。上述错误中，有1/3以上会给患者带来可见的伤害，其余的2/3则会带来潜在的伤害。这一比率明显高于现有回顾性调查的报道。

——Nanji 等[1]

研究问题： 麻醉护理期间围手术期用药错误（ME）和药物不良事件（ADE）的发生率、类型、严重程度和可预防性如何？

资金来源： 医生公司基金会和美国国立卫生研究院普通医学科学研究所。

研究开始年份： 2013 年。

研究发表年份： 2016 年。

研究地点： 麻省总医院。

研究对象： 随机选择的手术。

排除对象： 研究小组成员中的麻醉医生、进行特定类型手术麻醉（儿科和心脏手术）的麻醉医生，以及进行手术室外麻醉的麻醉医生。

样本量： 对 275 名患者进行了 277 次手术，共进行了 3671 次用药。

研究概况： 见图 26.1。

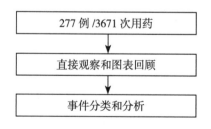

图 26.1　研究设计概况

研究干预： 所有麻醉医生均有资格参与并收到关于研究的信息（可以选择退出）。研究观察员接受观察员培训，重点培训使观察员对被观察者的影响（霍桑效应，即观察员效应）最小化的技术。用药过程被定义为包括申请、分配、准备、给药和记录药物的阶段，以及相关的监控。ME 被定义为"在用药过程中未能完成要求的操作，或使用不正确的方案或操作来实现患者的护理目标"。ADE 被定义为"药物干预对患者造成的伤害或损伤，无论用药过程中是否出现错误"。使用标准化的数据收集表格实时记录所有使用的药物以及观察到的任何 ME 和（或）ADE。研究病例还接受了药物剂量和生命体征的图表核查。核查了所有确认的事件，排除了不被视为 ME 和（或）ADE 的情况。ADE 和潜在的 ADE 严重程度根据李克特量表（Likert Scale，即显著、严重、危及生命和致命）进行判断，可预防性分为两类（可能可预防或可能不可预防）。为每种 ME 类型分配一种预防策略，该策略被认为有可能降低 ME 和（或）相关 ADE 的可能性。

研究终点

- 主要结局指标：ME 和 ADE 的发生率。
- 次要结局指标：根据患者特征（年龄、性别、种族、ASA 身体状况评分、BMI、手术类型、手术持续时间和用药次数）确定的 ME 和 ADE。

结　果

- 共观察了 277 例手术的 3671 次用药。其中 193 次（5.3%，95%CI= 4.5~6）涉及 ME 和（或）ADE（153 次 ME，91 次 ADE）。
- 在 153 次 ME 中：51 次错误（33.3%）导致了可见的 ADE，另外 70 次错误（45.8%）有可能对患者造成伤害。
- 在 153 次 ME 中：99 次（64.7%）被评为严重，51 次（33.3%）为显著，3 次（2%）为危及生命。
- 在涉及 ME 和（或）ADE 的 193 次用药中：153 次（79.3%）是可预防的，40 次（20.7%）是不可预防的。
- 持续时间超过 6 h 的手术比时间较短的手术具有更高的总事件发生率（$P < 0.0001$）、ME 发生率（$P < 0.0001$）和 ADE 发生率（$P=0.004$）。
- 与 ≤ 12 次用药相比，≥ 13 次用药具有更高的事件发生率（$P=0.02$）和 ADE 发生率（$P=0.002$）。
- 事件发生率（$P=0.01$）、ME 发生率（$P=0.03$）和 ADE 发生率（$P=0.02$）因患者种族而异。
- 最常见的用药错误类型是标签错误、剂量错误和遗漏用药 / 未给药。

评价与局限性：这项研究对药物错误类型使用了广泛的定义，包括未记录插管（记

录错误）或诱导前未监测血压（监测错误）等。该研究是在一家大型三级医疗学术型医院进行的，该机构配备了电子麻醉信息管理系统和条形码辅助注射器标签系统；如果没有类似的技术，结果可能无法推广到非教学医院。该研究样本量可能不够大，无法根据患者特征（如 ASA 分级、BMI、手术类型）检测事件发生率的差异。

其他相关研究和信息

· 先前关于麻醉 ME 发生率的研究主要包含自我报告的数据，确定的 ME 发生率远低于本研究中 Nanji 等报告的数据：Webster 等报告 133 例麻醉中有 1 次 [2]，Llewellyn 等报告 274 例麻醉中有 1 次 [3]。

· 与图表审查或直接观察相比，基于自我报告的 ME 可能严重低估了 ME 的真实发生率。例如，在一项对医院病房使用的 2557 剂药物的研究中，Flynn 等人通过直接观察发现了 456 例次 ME，通过图表审查发现了 34 例次 ME，通过自我报告只发现了 1 例次 ME [4]。

总结与启示　这项前瞻性观察研究报道，大约每 20 次围手术期用药中有 1 次，每 2 次操作中有 1 次，会出现 ME 和（或）ADE。这一比率明显高于以往的回顾性调查报告。基于流程和技术的解决方案可以解决 ME 的根本原因，以减少其发生率。

临床案例｜围手术期用药错误

▶ **病史**　一名 61 岁女性在接受全身麻醉手术时，应用昂丹司琼预防术后恶心和呕吐。麻醉医生从药物抽屉的昂丹司琼箱中选择一个安瓿，将药物吸入注射器，并给患者用药。监护仪上立即显示出心动过缓。血压袖带已缠绕于患者臂部，但显示"无法测量收缩压"。经检查，患者有颈动脉搏动，心电图显示新的 ST 段压低。被认为是昂丹司琼的小瓶经仔细检查，发现是升压素。给予硝酸甘油可缓解高血压和 ST 段压低。该如何处理这种用药错误？

▶ **参考答案**　首先，应该对患者进行适当的监测和维持生命体征稳定。术后，应向患者告知，并向科室或围手术期质量保障流程小组报告该事件。如果用药错误被用于促进基于流程或技术的解决方案，要着重考虑到真实的麻醉用药错误率可能远远高于自我报告的比率。

（张紫薇 译；程远 审校）

参考文献

[1] Nanji KC, Patel A, Shaikh S, et al. Evaluation of perioperative medication errors and adverse drug events. Anesthesiology, 2016, 124(1):25–34.

[2] Webster CS, Merry AF, Larsson L,et al. The frequency and nature of drug administration error during anaesthesia. Anaesth Intensive Care, 2001, 29(5):494–500.

[3] Llewellyn RL, Gordon PC, Wheatcroft D, et al. Drug administration errors: a prospective survey from three South African teaching hospitals. Anaesth Intensive Care, 2009, 37(1):93–98.

[4] Flynn EA, Barker KN, Pepper GA,et al. Comparison of methods for detecting medication errors in 36 hospitals and skilled-nursing facilities. Am J Health Syst Pharm, 2002, 59(5):436–446.

27

手术安全核查单

在不同医院接受非心脏手术的 16 岁以上患者中，核查单的实施可降低死亡率和并发症发生率。

——Haynes 等 [1]

研究问题：实施旨在改善团队沟通和护理一致性的 19 项手术安全核查单是否减少了与手术相关的并发症和死亡？

资金来源：世界卫生组织（WHO）。

研究开始年份：2007 年。

研究发表年份：2009 年。

研究地点：8 个国家中代表不同社会经济环境的 8 家医院（加拿大、印度、约旦、新西兰、菲律宾、坦桑尼亚、英国和美国）。

研究对象：年龄 ≥ 16 岁且接受非心脏手术的患者。

样本量：7688 例。

研究概况：见图 27.1。

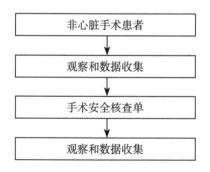

图 27.1　研究设计概况

研究干预：在这项关于干预前和干预后阶段的前瞻性研究中，从 3733 名连续入组的患者中收集了临床过程和结果的基线数据。在引入手术安全核查单（surgical safety checklist，SSC）后，又收集了另外 3955 名连续入组的患者数据。当地数据收集员接受有关确认和报告测定指标和并发症的培训，而后代表每个站点参加研究。每家医院都选择 1~4 间手术室作为研究室。在 1 周至 1 个月的时间内，向当地研究团队提供有关不足之处的信息，并通过讲座、书面材料和直接指导向工作人员介绍 SSC；在 SSC 使用的第 1 周恢复数据收集。SSC 用于护理过程中的 3 个时间点：麻醉诱导前、切皮前和患者离开手术室前。每个研究点提供至少 500 名连续入组患者的数据。

随访时间：直至出院或术后 30 d（以先到者为准）。

研究终点

- 主要结局指标：美国外科医师学会国家手术质量改进计划定义的任何主要并发症的发生[2]。
- 次要结局指标：对 SSC 中包含的 6 个安全流程的依从性进行评估。

结 果

- 对患者和病例特征的分析在研究的两个阶段未产生任何显著差异。无论是病例混合还是收集数据的方法（直接观察 vs. 非观察性临床团队）均未影响并发症发生率或死亡率变化的显著性。
- 引入 SSC 后，总并发症发生率从基线时的 11% 降至 7%（$P < 0.001$），住院死亡率从 1.5% 降至 0.8%（$P=0.003$）。手术部位感染和非计划性再次手术的总发生率也有所下降（分别为 $P < 0.001$ 和 $P=0.047$）。
- 实施 SSC 后，所有地点的主要术后并发症发生率均有下降，其中 3 个地点（1 个高收入地区和 2 个低收入地区）发生率显著降低。
- SSC 干预从模型中任何一个地区移除后，其对死亡率或并发症的影响仍然显著。
- 在干预前，34.2% 的患者完成了所有 6 项安全措施，而实施 SSC 后这一比例为 56.7%（$P < 0.001$）。

评价与局限性：数据收集仅限于住院患者的并发症，因此可能低估了总并发症发生率。不能排除霍桑效应（由于受试者知道被观察而改善表现），但数据分析表明，研究人员在手术室的存在并不是干预后并发症发生率变化的原因。对安全措施依从性的评估显示为中等程度的依从。

其他相关研究和信息

- 一项系统综述和荟萃分析[3]评估了目前 SSC 在减少术后并发症方面有效性的证据。纳入的 7 项研究在方法学上存在异质性。结论指出："证据高度表明，实施 WHO 倡议的 SSC 后，术后并发症和死亡率有所降低，但在缺乏高质量研究的情况下，上述结果不能成为定论。"

· 一项针对全球一线医护人员（来自 69 个国家的 6269 名医护人员）的调查探究了与使用 SSC 相关的态度和因素。结果表明：不同国家，特别是在低收入和中等收入国家，SSC 的使用情况各不相同 [4]。

· 2004 年，联合委员会制定了一项通用协议 [5]，以防止在错误的地点、由错误的程序和错误的人实施手术。该协议要求在手术开始前常规启动暂停程序，进行再次安全评估，确认后方可实施手术，并适用于所有经认证的医院、门诊护理和诊所手术机构。

总结与启示 在世界各地的 8 家医院实施了 19 项 SSC 后，术后 30 d 内住院期间主要并发症的发生率有所下降。

（沈佳红 译；程远 审校）

参考文献

[1] Haynes AB, Weiser TG, Berry WR, et al. A surgical safety checklist to reduce morbidity and mortality in a global population. N Engl J Med, 2009, 360(5):491–499.

[2] Khuri SF, Daley J, Henderson W, et al. The National Veterans Administration Surgical Risk Study: risk adjustment for the comparative assessment of the quality of surgical care. J Am Coll Surg, 1995, 180(5):519–531.

[3] Bergs J, Hellings J, Cleemput I, et al. Systematic review and meta-analysis of the effect of the World Health Organization surgical safety checklist on postoperative complications. Br J Surg, 2014, 101(3):150–158.

[4] Vohra RS, Cowley JB, Bhasin N,et al. Attitudes towards the surgical safety checklist and factors associated with its use: a global survey of frontline medical professionals. Ann Med Surg (Lond), 2015, 4(2):119–123.

[5] [2018–01].https://wwwjointcommission.org/standards_information/up.aspx.

28

术后恶心和呕吐的预防

由于不同的止吐干预措施均有效且独立发挥作用，因此应首先使用最安全或最便宜的干预措施。对高危患者应采用多种干预措施。

——Apfel 等 [1]

研究问题：6 种有效的预防性止吐策略单独使用或联合使用对预防术后恶心与呕吐（PONV）的疗效如何？

资金来源：德国维尔茨堡 Klinik für 麻醉学研究所（1518 TG 72），芬兰赫尔辛基大学中心医院提供的赫尔辛基大学中心医院国家拨款（TYH 0324），德国韦德尔的阿斯利康公司，德国汉堡的葛兰素史克公司，美国肯塔基州路易斯维尔的盖恩斯基金会，美国加州洛杉矶的约瑟夫·德朗基金会，美国肯塔基州路易斯维尔的肯塔基州联邦研究挑战信托基金，美国马里兰州贝塞斯达的国立卫生研究院健康基金（GM 061655）。

研究开始年份：2000 年。

研究发表年份：2004 年。

研究地点：欧洲的 28 个中心。

研究对象：在全身麻醉下接受择期手术（预计持续时间至少 1 h），且根据简化风险评分 PONV 风险 > 40% 的成年人（基于至少存在以下 2 项风险因素：女性、非吸烟者状态、PONV 或晕动病史以及预期术后使用阿片类药物）。

排除对象：有研究药物禁忌证的患者，术前 24 h 内服用过催吐或止吐药物的患者，预计术后需要机械通气的患者，以及怀孕或哺乳期的患者。

样本量：5199 例。

研究概况：见图 28.1。

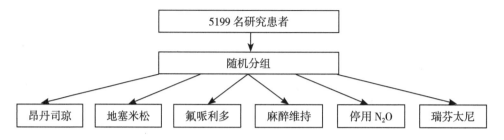

图 28.1 研究设计概况

研究干预：根据 2^6 析因设计，评估 6 种药物单独治疗和 2~3 种联用的止吐效果，将产生 64 种不同的治疗组合。其中 3 项预防措施涉及止吐药物（昂丹司琼、地塞米松或氟哌利多），另外 3 项包括使用丙泊酚替代吸入麻醉剂，停用氧化亚氮（N_2O），以及使用瑞芬太尼替代芬太尼。在指定的患者中，麻醉开始后 20 min 内静脉注射地塞米松 4 mg 或氟哌利多 1.25 mg，在手术结束前 20 min 静脉注射昂丹司琼 4 mg。术中给予非甾体抗炎药用于术后疼痛，由麻醉医生自行决定术后阿片类药物的使用。分配至瑞芬太尼组的患者在手术结束时接受阿片类药物（剂量根据体重决定）。术后，需要止吐治疗的患者接受 4 mg 昂丹司琼；如果症状持续存在，则加用 4 mg 地塞米松和 1.25 mg 氟哌利多。

随访时间：术后 24 h。

研究终点

· 主要结局指标：术后 24 h 内恶心或（和）呕吐发作（干呕或呕吐）的发生率。

· 次要结局指标：术后 2 h 和 24 h 后呕吐发作的次数和时间，并根据 11 分量表（0 分代表没有恶心，10 分代表最严重的恶心）对最严重的呕吐发作进行评分。

结　果

· 在 5161 名有结局数据的患者中，81.5% 是女性，81.2% 是非吸烟者，54.5% 有 PONV 病史，78.1% 术后接受了阿片类药物治疗。

· 分配到每种干预措施的患者的基线特征相似。

· 总体而言，5161 名患者中有 1731 名（34%）发生 PONV，31% 的患者出现恶心，14% 的患者出现呕吐。

· 在有症状的患者中，最大恶心程度的中位数和均值分别为 5 和 5.7。呕吐发作次数的中位数和平均数分别为 1 和 1.5。

· 组别特异性 PONV 发生率从 59%（接受吸入性麻醉、N_2O、芬太尼，未使用止吐药物的患者）到 17%（接受丙泊酚、瑞芬太尼、昂丹司琼、地塞米松和氟哌利多的患者）不等。

- 在 PONV 的发生率方面，所有止吐剂、任何一对止吐剂或不同类型的吸入性麻醉剂（异氟醚、七氟醚或地氟醚）之间没有显著差异。
- 每种止吐剂使 PONV 的发生率降低约 26%，丙泊酚替代吸入性麻醉剂使 PONV 的发生率降低 19%，使用氮气（空气）代替 N_2O 使 PONV 的发生率降低 12%。
- 使用瑞芬太尼代替芬太尼并未显著降低 PONV 的发生率。瑞芬太尼与术中血管收缩剂的使用增加和术后寒战有关。
- 增加使用止吐剂的次数可以将 PONV 的发生率从不使用止吐剂时的 52% 降低到分别使用 1 种、2 种和 3 种止吐剂时的 37%、28% 和 22%，相应地，每多使用一种止吐剂，PONV 的相对风险降低 26%。
- 治疗和混杂因素之间仅出现了一种显著的相互作用：氟哌利多显著降低女性而非男性的 PONV 风险（$P < 0.001$）。
- 对主要危险因素进行校正后，除子宫切除术和胆囊切除术外，所有手术类型的 PONV 的相对风险均相似。

评价与局限性：术中和术后管理的某些要素由麻醉医生自行决定，没有标准化。该研究可能不适用于所有患者，因为它没有评估止吐策略对 PONV 风险 < 40% 的患者的影响。此外，研究中使用的治疗 PONV 的药物与 PONV 预防用药相同。

其他相关研究和信息

- 对于术前使用昂丹司琼预防 PONV 不成功的患者，在麻醉后监护病房重复给予昂丹司琼似乎无法进一步控制 PONV[2]。
- N_2O 暴露时间 < 1 h 对 PONV 的发生率影响不大。在暴露于 N_2O 的最初 45 min 后，PONV 的风险比（RR）每小时增加约 20%。这种与持续时间相关的影响可能是由于蛋氨酸和叶酸代谢紊乱所致[3]。
- 使用 N_2O 更容易发生严重的 PONV，但通过止吐预防几乎可以消除这种增加的风险。严重的 PONV 与术后发热、恢复质量差和住院时间延长有关[4]。
- 美国麻醉医师协会麻醉后护理实践指南[5]指出："在苏醒和恢复期间，应定期评估恶心和呕吐。"对于恶心呕吐的预防和治疗，应在有适应证的情况下使用止吐剂，并在有适应证的情况下可联合使用多种止吐剂。

总结与启示　本研究中的 3 种止吐剂（昂丹司琼、地塞米松和氟哌利多）中的每一种都可将 PONV 的风险降低 26%；用丙泊酚代替吸入性麻醉剂将风险降低了

19%；用氮气（空气）代替 N_2O 将风险降低了 12%。当全凭静脉麻醉与 3 种止吐剂联合使用时，PONV 的相对风险预计最大可降低 70%。管理 PONV 的适当方法取决于患者的基线风险因素、发生不良事件的可能性及止吐药物的成本。

临床案例 | 术后 PONV 的预防

▶ **病史** 一名 45 岁的女性患者进行腹腔镜胆囊切除术。患者长期吸烟，有晕动病病史。根据预定的程序和患者的风险因素，描述可能的 PONV 预防策略。

▶ **参考答案** 患者有 PONV 的危险因素（女性、晕动病病史、外科手术），因此应接受 PONV 预防。一种可能的策略是在麻醉诱导时静脉注射地塞米松 4 mg，苏醒前 20 min 静脉注射昂丹司琼 4 mg。应将 N_2O 的使用时间减至最少，持续时间 < 1 h。丙泊酚可替代吸入性麻醉剂用于维持麻醉。如果患者在恢复室出现 PONV，建议使用预防药物以外的药物进行治疗，例如茶苯海明。

（沈佳红 译；卢鑫磊 审校）

参考文献

[1] Apfel CC, Korttila K, Abdalla M, et al. A factorial trial of six interventions for the prevention of postoperative nausea and vomiting. N Engl J Med, 2004, 350(24):2441–2451.

[2] Kovac AL, O'Connor TA, Pearman MH, et al. Efficacy of repeat intravenous dosing of ondansetron in controlling postoperative nausea and vomiting: a randomized, double-blind, placebo-controlled multicenter trial. J Clin Anesth, 1999, 11(6):453–459.

[3] Peyton PJ, Wu CY. Nitrous oxide–related postoperative nausea and vomiting depends on duration of exposure. Anesthesiology, 2014, 120(5):1137–1145.

[4] Myles PS, Chan MT, Kasza J, et al. Severe PONV, which is seen in more than 10% of patients, is associated with postoperative fever, poor quality of recovery, and prolonged hospitalization. Anesthesiology, 2016, 124(5):1032–1040.

[5] Apfelbaum JL, Silverstein JH, Chung FF, et al. Practice guidelines for postanesthetic care: an updated report by the American Society of Anesthesiologists Task Force on Postanesthetic Care. Anesthesiology, 2013, 118(2):291–307.

29

术后血氧饱和度降低：区域麻醉 *vs.* 持续使用阿片类药物

研究结果表明：在呼吸不良作用方面，使用区域麻醉进行术后镇痛比持续使用阿片类药物安全性更好。

——Catley 等[1]

研究问题： 大手术全身麻醉后，区域麻醉与持续使用阿片类药物对呼吸功能有何影响？

研究发表年份： 1985 年。

研究地点： 英国哈罗市诺思威克公园医院。

研究对象： 接受开放式择期胆囊切除术（使用 Kocher 切口）或全髋关节置换术的成年患者。

排除对象： 吸烟者，有心肺疾病，BMI $< 19kg/m^2$ 或 $> 25kg/m^2$，美国麻醉医师协会（ASA）分级 III 级或更高，基线呼吸感应体积描记 (RIP) 检查信号不同步或不吸氧下血氧饱和度 $< 96\%$。

样本量： 32 例。

研究概况： 见图 29.1。

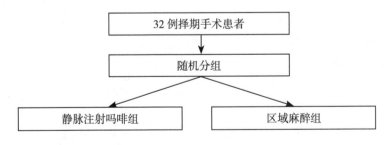

图 29.1 研究设计概况

研究干预： 将开放式择期胆囊切除术和髋关节置换术患者随机分为两组——静脉注射吗啡组和区域麻醉组。所有患者在手术前 1 h 均接受肌内注射阿片类药物。

随机接受区域麻醉的髋关节置换术患者在诱导前放置腰椎硬膜外导管。术中，区域麻醉组不注射阿片类药物，静脉注射吗啡组在皮肤缝合时给予吗啡 0.04 mg/kg。术后，静脉注射吗啡组患者接受 1 mg/min 的吗啡输注，直至疼痛明显减轻；在随后的 24 h 内重复连续注射达到足够镇痛所需的总剂量（如需要则增加剂量）。区域麻醉患者在髋关节置换术后经硬膜外导管注入布比卡因，或在胆囊切除术后行 T6~T10 肋间神经阻滞。术后每 3~4 h 进行一次疼痛评估。

随访时间： 术后 48 h。

研究终点： 术后疼痛（使用 10 cm 线性模拟量表和 5 分语言评分）、氧饱和度下降、通气模式障碍和睡眠阶段（Rechtschaffen 和 Kales[2] 评分标准）。

结 果

- 研究组在人口统计学特征方面相似。术前血氧饱和度、麻醉持续时间、镇痛组间平均疼痛评分、手术组间平均疼痛评分均无显著性差异。胆囊切除术患者的麻醉时间较髋关节置换术患者的麻醉时间更长。

- 吗啡输注速率为 0.25~1.95 mg/h [$\bar{x} \pm s$ 为（0.76 ± 0.41）mg/h]。术后 48 h 后，所有患者均报告镇痛效果足够，但并不完全。

- 通过排除瞬时血氧饱和度的降低，获得每小时平均血氧饱和度；在术后 16 h 的观察期间，吗啡组的平均血氧仪读数始终低于区域麻醉组。两个镇痛组的血氧饱和度在 16 h 内逐渐增加，但在此期间没有恢复到术前的基线水平。

- 10 例患者在睡眠期间共记录了 456 次明显的血氧饱和度降低（SaO_2 < 80%），持续时间为 5~120 s，均出现在吗啡镇痛组，手术组间无差异。几乎所有的发作都与阻塞性呼吸暂停或反常呼吸有关。

- 吗啡组和区域麻醉组之间的最低血氧饱和度差异有统计学意义（$P <$ 0.01）。

- 所有类型的通气障碍（中枢性呼吸暂停、阻塞性呼吸暂停、反常呼吸、呼吸频率减慢和低潮气量）在接受吗啡镇痛的患者中更常见。发生中枢性呼吸暂停和阻塞性呼吸暂停的患者数量在两镇痛组间差异有统计学意义（P=0.012 和 P=0.029）。

- 随着术后时间的延长，中枢性呼吸暂停、呼吸频率减慢和血氧饱和度降低的发生率下降。

- 呼吸功能障碍的发生率随着年龄的增长而增加，并且在 > 65 岁的吗啡组患者中更常见。

· 脑电图觉醒和短暂的过度通气常见于在中枢性呼吸暂停发作之前，这与血氧饱和度降低无关。阻塞性呼吸暂停发作之前通常出现伴有打鼾的反常呼吸，脑电图觉醒经常与阻塞性呼吸暂停发作的结束有关。

· 两镇痛组患者的总睡眠时间相当，但在通气障碍期间难以总结睡眠阶段。

评价与局限性： 研究患者总体比较健康（不吸烟，不超重，ASA 为 Ⅰ 级或 Ⅱ 级，且没有心血管疾病），而且年龄相对较轻（最年长的患者为 73 岁）。疼痛评分仅在静息状态下获得。

其他相关研究和信息

· 一项回顾性、倾向评分匹配的研究调查了慢性阻塞性肺疾病患者避免全身麻醉的益处 [3]，发现使用区域麻醉带来的复合性并发症、肺炎、呼吸机依赖延长和术后非计划插管的发生率较低。

· 一项对 502 例患者术后即刻血氧饱和下降预测因素的研究发现 [4]，全身麻醉后血氧饱和度下降的显著预测因素包括患者的镇静评分、低呼吸频率和无氧运输。

总结与启示 本研究表明，麻醉性镇痛是术后患者睡眠时血氧饱和度下降和通气障碍的重要原因。短暂的血氧饱和度下降和通气障碍突出了在术后阶段进行持续监测的必要性。

临床案例 | 全身麻醉 *vs.* 区域麻醉

▶ **病史** 一名 68 岁女性患者有慢性阻塞性肺疾病史，夜间偶尔需要家庭氧疗，现拟行全髋关节置换术。患者有端坐呼吸，睡觉时使用半躺式躺椅或多个枕头辅助。考虑到患者的肺部病史，该如何管理患者以减少术后肺部并发症？

▶ **参考答案** 该患者应使用多模式镇痛，并尽量减少麻醉药物。术后疼痛管理首选区域麻醉。考虑患者的端坐呼吸病史，该患者可能无法耐受脊髓麻醉或硬膜外麻醉下的手术。全身麻醉应注重尽量减少肺不张，优化肺功能。

（孙岐瑞 译；程远 审校）

参考文献

[1] Catley DM, Thornton C, Jordan C,et al. Pronounced, episodic oxygen desaturation in the postoperative period: its association with ventilatory pattern and analgesic regimen. Anesthesiolo-

gy, 1985, 63(1):20–28.

[2] Rechtschaffen A, Kales A (eds): A manual of standardized terminology, techniques and scoring systems for sleep stages in human subjects. Washington DC: Public Health Service, US Government Printing Office, 1968.

[3] Hausman MS Jr, Jewell ES, Engoren M. Regional versus general anesthesia in surgical patients with chronic obstructive pulmonary disease: does avoiding general anesthesia reduce the risk of postoperative complications? Anesth Analg, 2015, 120(6):1405–1412.

[4] Siddiqui N, Arzola C, Teresi J, et al. Predictors of desaturation in the postoperative anesthesia care unit: an observational study. J Cin Anesth, 2013, 25(8):612–617.

30

日间手术后的手术部位感染

在接受日间手术的患者中，与其他所有原因相比，因出现临床明显的手术部位感染而术后就诊的患者比率较低；然而，这些感染可能总体上代表了相当数量的不良结局。

——Owens 等 [1]

研究问题：在手术并发症风险较低的患者中，低风险到中等风险的日间手术后临床显著的手术部位感染（CS-SSI）的发生率是多少？

资金来源：美国医疗保健研究与质量局。

研究开始年份：2010 年。

研究发表年份：2014 年。

研究地点：加利福尼亚州、佛罗里达州、乔治亚州、夏威夷州、密苏里州、内布拉斯加州、纽约州和田纳西州。

研究对象：本研究收集了接受过 12 种低至中等风险日间手术之一的患者数据，手术涵盖了多个医疗专科领域，包括普外科、骨科、神经外科、妇科和泌尿科。选择的手术包括腹腔镜胆囊切除术、6 种类型疝修补术（腹股沟疝或股疝、脐疝、切口疝或腹壁疝的开放和腹腔镜修补术）、脊柱椎板切除术或椎间盘切除术、前交叉韧带修补术、经阴道和经腹子宫切除术以及经尿道前列腺切除术。

排除对象：术前 30 d 发生院内事件（住院或门诊）的患者，< 18 岁，未出院回家，在同一天接受了一次以上的手术，手术当天有感染记录，住院时间 ≥ 2 d 或在 12 月份或 1 月份入院，接受癌症治疗手术。

样本量：284 098 例。

研究概况：见图 30.1。

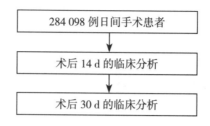

图 30.1 研究设计概况

研究干预：该研究数据来自 2010 年美国医疗保健研究与质量局的医疗费用和利用项目日间手术数据库和住院患者数据库，共包括 8 个州的数据。对这些数据进行分析，以确定需术后急性治疗的 CS-SSI（随后的住院或日间手术后因感染而就诊）。使用 ICD-9-CM 诊断代码、ICD-9-CM 程序和（或）CPT 程序来识别 CS-SSI 病例。通过灵敏度分析来确定该算法的有效性。计算所有原因的日间手术后就诊率或术后住院率，以表明手术部位感染作为术后就诊原因的相对重要性。

随访时间：术后 14 d 和 30 d。

研究终点

· 主要结局指标：每一种手术方式的术后急诊就诊率。

· 次要结局指标：日间手术与后续术后就诊或住院之间的时间间隔，所有原因导致的日间手术后就诊率或术后住院率。

结　果

· 所有原因（如 CS-SSI、术后疼痛和肿胀、胃肠、呼吸）的术后就诊率在术后 14 d 内为每 1000 例日间手术 19.99 例，术后 30 d 内为每 1000 例日间手术 33.62 例。

· 术后 14 d 内因 CS-SSI 的急诊就诊率为每 1000 例日间手术 3.09 例。当随访时间延长到术后 30 d 时，CS-SSI 的术后急诊就诊率上升到每 1000 例日间手术 4.84 例。

· 就诊率因日间手术类型而异，术后 14 d 的就诊率从每 1000 例腹股沟或股疝修补术的 0.27 例到每 1000 例阴式子宫切除术的 6.44 例不等。

· 约 2/3（63.7%）的 CS-SSI 患者术后就诊发生在日间手术后 14 d 内，除腹腔镜下腹股沟疝或股疝修补术、开放式切口疝或腹壁疝修补和脊柱手术外（这些手术的 CS-SSI 术后就诊出现在前 14 d 者不足 50%），其他各种类型的手术均相似。

· 除腹股沟疝或股疝修补术外，开放修补术与腹腔镜修补术后的 CS-SSI 术后就诊无显著差异。

·约 90% 的 CS-SSI 术后急诊就诊是住院治疗的。

评价与局限性：本研究分析了 8 个州的患者数据，这些州约占美国人口的 1/3；结果可能无法反映美国特定地区的 CS-SSI 率。这些数据没有记录患者到医生诊所和急救室等非医院机构的就诊情况，因此排除了在门诊处理的 CS-SSI。

其他相关研究和信息

· 与手术部位感染相关的医疗成本是巨大的。美国退伍军人健康管理局计算出，如果将处于第 10 百分位数的医院（即最差的医院）的手术部位感染率降低到处于第 50 百分位数医院（中等医疗水平医院）的水平，每年将节省约 670 万美元[2]。

· 吸烟是手术部位感染发展的可改变的危险因素，因为手术部位感染在吸烟者比非吸烟者中更常见，戒烟者比从未吸烟的患者更常见[3]。

总结与启示　这项回顾性分析发现，日间手术后 CS-SSI 的总体发病率相对较低，约为每 1000 例日间手术发生 3.09 例。然而，由于每年日间手术病例数量庞大，因 CS-SSI 而导致的实际急诊就诊次数总体上仍然很多。本研究中，超过 90% 的 CS-SSI 需要住院治疗，产生了巨大的成本负担。因此，手术部位感染需实施质量改进措施，以降低其发生率。

临床案例｜手术部位感染

▶ **病史**　一名 57 岁的男性将在 8 周后行择期腹壁疝修补术，现进行术前评估。该患者目前每天吸烟。在访视过程中，他表达了对手术部位感染的担忧，因为他在几年前进行腹腔镜胆囊切除术后曾出现此类感染。应该如何解决他的抽烟问题？

▶ **参考答案**　应该对患者进行戒烟咨询，讨论吸烟对手术部位感染等结局的直接影响。应该为患者提供戒烟的资源和指导。

（孙岐瑞 译；程远 审校）

参考文献

[1] Owens PL, Barrett ML, Raetzman S,et al. Surgical site infections following ambulatory surgery procedures. JAMA, 2014, 311(7):709–716.

[2] Schweizer ML, Cullen JJ, Perencevich EN,et al. Costs associated with surgical site infections in veterans affairs hospitals. JAMA Surg, 2014, 149(6):575–581.

[3] Sorensen LT. Wound healing and infection in surgery. The clinical impact of smoking and smoking cessation: a systematic review and meta-analysis. Arch Surg, 2012, 147(4):373–383.

31

医疗协调

RED 项目的干预措施，使得在学术型医疗中心接受普通医疗服务的患者在出院后 30 d 内的医院再就诊率（包括急诊再就诊率和再住院率）降低了约 30%。

——Jack 等 [1]

研究问题： 能否通过改进医疗协调（care coordination）来降低出院后的急诊再就诊率和再住院率 [1]？

资金来源： 美国医疗保健研究与质量局，美国心脏、肺和血液研究所，美国国立卫生研究院。

研究开始年份： 2004 年。

研究发表年份： 2009 年。

研究地点： 马萨诸塞州波士顿医疗中心。

研究对象： 在学术型医疗中心接受普通医疗服务的成年人，该中心为"不同种族的患者群体"提供服务。

排除对象： 没有家庭电话的患者，无法用英文"理解研究细节和知情同意程序"的患者，处于自杀监护期的患者，失明或失聪的患者。此外，如果患者出院后没有回家（例如，出院后到护理机构），则将其排除在外。

样本量： 74 例。

研究概况： 见图 31.1。

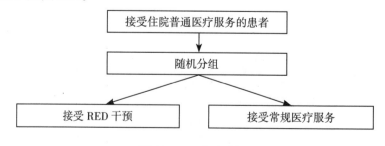

图 31.1　研究设计概况

研究干预：参加 RED 项目（Reengineered Discharge, 即对患者的出院环节进行重新设计）的患者被分配给专门的出院护理指导者，他们在住院期间为患者提供以下服务和帮助：

- 关于患者病情的教育；
- 协助出院后的预约安排和计划；
- 出院时进行用药指导和用药核对、协调；
- 关于如何解决出院后问题的教育（例如，与谁联系）。

在出院时，出院护理指导者给每名患者一份书面的出院计划，其中列出住院的原因、出院药物清单、患者的门诊医疗提供者的联系信息，以及出院后的预约和检查信息。出院护理指导者将出院后的护理计划和出院总结转发给每名患者的门诊医疗提供者。

出院后 2~4 d，临床药师给每名患者打电话，以加强出院计划、审核药物，并解决问题。

对照组患者则接受常规的医院和出院后的护理。

随访时间：30 d。

研究终点

- 主要结局指标：出院后 30 d 内急诊再就诊率和再住院率。
- 次要结局指标：患者对其出院诊断的了解程度，出院后去看初级保健医生的患者比例，自我报告的出院准备情况。

结　果

- 在 RED 项目组中，83% 的患者在出院时有书面的出院计划，91% 的患者在出院后 24 h 内将其出院信息交给他们的初级保健医生。
- 出院后，药剂师能够通过电话联系到 RED 项目组中 62% 的患者，而被联系到的患者中有一半以上存在用药问题，需要进行"纠正"。
- 据估计，RED 项目的出院护理指导者为每名患者付出了 87.5 min，而药剂师为每名患者付出了 26 min。
- 与对照组相比，RED 项目组出院后到急诊室和医院就诊的人数较少（表31.1）。
- RED 项目在前 6 个月中，对于预防住院率最高的患者去急诊室和医院就诊方面最为有效。
- 总的来说，RED 项目使每个患者的医疗费用平均减少了 412 美元（主要是通过避免了去急诊室和医院就诊）；然而，作者没有说明这些节省的费用是否抵消了项目成本。

表 31.1　主要研究结果

结　局	对照组	RED 项目组	P
出院后急诊室和医院的总就诊次数	0.451*	0.314*	0.009
急诊室就诊次数	0.245*	0.165*	0.014
医院就诊次数	0.207*	0.149*	0.090
能够确定自己出院诊断的患者	70%	79%	0.017
出院后去看初级保健医生的患者	44%	62%	< 0.001
报告自己准备出院的患者	55%	65%	0.013

*每名患者的每月平均就诊次数

评价与局限性： 由于人员有限，出院护理指导者每天只能招募 2~3 名患者，且在一些周末和节假日未招募任何患者。

　　由于 RED 项目涉及多个部分（即院内教育、出院后的规划和出院后的延展服务），目前尚不清楚该项目中的哪个组成部分是其成功的原因。

　　RED 项目干预措施在其他医疗机构可能没有那么有效。例如，社会经济地位较高的患者在出院后的规划方面可能不需要那么多的帮助。

其他相关研究和信息

- 其他研究也表明，出院时的医疗协调方案可以减少急诊再就诊率和再住院率[2-3]；然而，并非所有这样的项目都取得了成功[4-6]。

总结与启示　RED 项目通过改善出院时的医疗协调，大大降低了急诊再就诊率和再住院率。

临床案例｜出院时医疗协调

▶ **病史**　一家社区医院想要改进患者出院时的医疗协调。实施像 RED 项目这样的项目会有什么挑战？

▶ **参考答案**　也许实施像 RED 这样的项目的最大障碍是财务问题，因为社区医院并不清楚这样一个项目的资金应该从哪里获取。改进医疗协调并不能为医院带来收入（事实上，它可能会因为减少急诊再就诊率和再住院率，从而产生相反的效果）。此外，保险公司通常不会为像 RED 项目这样的项目进行报销。

　　Medicare 医疗保险计划目前正尝试调整财政激励机制，以促进像 RED 这样的改善医疗质量和效率的项目。例如，Medicare 开始处罚再住院率高的医院，试图促进出院时的医疗协调。

（王汉斌 译；程远 审校）

参考文献

[1] Jack BW, Chetty VK, Anthony D, et al. A reengineered hospital discharge program to decrease rehospitalization. Ann Intern Med, 2009, 150:178–187.

[2] Coleman EA, Parry C, Chalmers S, et al. The care transitions intervention: results of a random controlled trial. Arch Intern Med, 2006, 166:1822–1828.

[3] Naylor MD, Brooten D, Campbell R, et al. Comprehensive discharge planning and home follow-up of hospitalized elders: a randomized clinical trial. JAMA, 1999, 281:613–620.

[4] Weinberger M, Oddone EZ, Henderson WG. Does increased access to primary care reduce hospital readmissions? Veterans Affairs Cooperative Study Group on Primary Care and Hospital Readmission. N Engl J Med, 1996, 334:1441–1447.

[5] Shepperd S, Parkes J, McClaren J, et al. Discharge planning from hospital to home. Cochrane Database Syst Rev, 2004:CD000313.

[6] Hesselink G, Schoonhoven L, Barach P, et al. Improving patient handovers from hospital to primary care: a systematic review. Ann Intern Med, 2012, 157(6):417.

32

肺误吸对于围手术期的临床意义

> 本研究表明：临床上有明显误吸的患者如果在 2 h 内未出现症状，
> 则不太可能产生呼吸道后遗症。
>
> ——Warner 等 [1]

研究问题：基于常见临床表现的预测潜力，围手术期肺误吸的发生率和临床意义是什么？

资助来源：妙佑（原译梅奥）基金会和麻醉患者安全基金会。

研究开始年份：1985 年。

研究发表年份：1993 年。

研究地点：妙佑诊所，明尼苏达州罗切斯特。

研究对象：连续纳入 6 年内在一家医疗机构接受择期手术或急诊手术、≥ 18 岁、接受全身麻醉患者的围手术期记录，共计 215 488 例次。

样本量：172 335 例。

研究概况：见图 32.1。

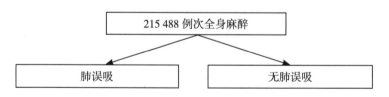

图 32.1 研究设计概况

研究干预：该研究使用一个患者记录数据库来确定术中和术后即刻肺误吸的发生率。每月对该数据库进行审查，并就每次误吸的具体情况对医务人员进行访谈。肺误吸定义为"在气管支气管中存在胆汁性分泌物或颗粒物，或者反流后没有直接检查气管支气管，而术后 X 线胸片检查发现浸润，但术前 X 线胸片检查或体检未发现"。利用其他数据库（主计费记录、医疗诊断、实验室检查和影像学解读）确定了需要重症监护和呼吸支持的病例，包括肺误吸、成人呼吸窘迫综合征、肺炎或肺部炎症。发生肺误吸事件后，观察结果包括出现新的咳嗽或喘息，在不吸氧状况下血红蛋白氧饱和度比术前值下降 ≥ 10%，气管插管患者的肺泡 – 动脉血氧分压 ≥ 300 mmHg，以及在误吸或完成麻醉后 2 h 内出现影像学异常。

随访时间：在术后 2 h 对患者进行初步评估。有关患者处置、重症监护、呼吸支持和肺部结局的数据从管理记录中收集。

研究终点：围手术期肺误吸后常见临床表现的临床意义和预测潜力。

结　果

· 共有 172 335 例成年患者接受了 215 488 次全身麻醉，其中 13 427 次为急诊手术。

· 67 例发生了肺误吸（1/3216 次麻醉）。肺误吸的总死亡率为 1/71 829 次麻醉。

· 身体状况的 ASA 分级升高和急诊操作均与较高的肺误吸风险相关。

· 未发现下列因素是肺误吸的独立风险因素：年龄、性别、妊娠、3 h 内进食、同时服用阿片类药物、BMI ≥ 35 kg/m^2、伴发疾病、麻醉医生的经验和类型、手术方式。

· 大多数肺误吸事件发生在喉镜检查（32.9%）和拔管（35.9%）期间。

· 在接受择期手术的 52 例患者中，有 24 例患者有易感因素；接受急诊手术的 15 例患者均有易感因素。

· 在发生肺误吸和有肺误吸易感因素的患者中，18 例在术前接受了一种或多种口服抑酸剂、组胺 –2 受体拮抗剂（口服或肠外给药）或改善胃排空的药物；在接受和未接受预防胃酸误吸的患者中，肺部并发症的发生率大致相同。

· 在所有发生肺误吸的病例中，最常见的易感因素是胃肠道梗阻（21 例）。其他易感因素包括吞咽不协调（6 例）、意识障碍（6 例）、食管手术史（3 例），以及近期进食（3 例）。

· 在 67 例肺误吸事件中：1 例患者因出血而在术中死亡，42 例患者在肺误吸或麻醉结束后 2 h 内没有出现体征或症状（没有人需要重症监护或呼吸支持或出现肺部并发症），其余 24 例患者出现了一种或多种误吸症状或体征——咳嗽或喘息（10 例），氧饱和度比术前值下降 ≥ 10%（10 例），肺泡 – 动脉血氧分压 ≥ 300 mmHg（1 例），以及在麻醉完成后 2 h 内出现肺部吸入的影像学证据（12 例）。

· 在出现一个或多种误吸症状或体征的 24 例患者中，18 例需要重症监护或呼吸支持或出现肺部并发症，其中 13 例需要 > 6 h 的术后机械通气支持：

7 例< 24 h，6 例> 24 h。

- 6 例需要机械通气> 24 h 的患者均发展为成人呼吸窘迫综合征，其中 3 例患者死于呼吸衰竭。
- 只有 1 例患者出现了可明确病原体的肺炎（克雷伯菌）。
- 所有患者均未接受类固醇或抗生素预防治疗。

评价与局限性：该研究的作者指出，误吸发生率有可能漏报，但鉴于查询了多个数据库，且有效性检查没有发现从数据库搜索中未获得的其他病例，因此上述情况不太可能发生。从误吸事件发生到医生接受访视的时间间隔可能长达 1 个月，这增加了发生回忆偏倚的可能性。

其他相关研究和信息

- 最近的一项研究回顾了围手术期肺误吸，并得出结论：任何在恢复室的误吸后症状持续> 2 h 的患者都应被送入 ICU 进行观察[2]。
- 气道胃蛋白酶已被用作胃 – 肺误吸的生物标志物。Bohman 等证明[3]：在无误吸危险因素的气管插管患者的下气道中，常可检测到酶活性胃蛋白酶 C，而非胃特异性胃蛋白酶 A。因此，作为胃 – 肺吸入的生物标志物，非特异性胃蛋白酶测定应谨慎使用和解读。
- 麻醉会损害吞咽和呼吸之间的协调。轻度高碳酸血症会增加麻醉期间的吞咽频率和病理性吞咽的可能性；当麻醉期间呼吸中枢受刺激时，误吸的风险可能会增加[4]。
- 在误吸后无症状的老年患者中，咽部功能常受损。全身麻醉后神经肌肉阻滞剂的任何残余效应都可能加剧这种与年龄有关的咽部功能损害，这也是导致老年手术患者术后误吸的一个可能原因[5]。

总结与启示 这项研究表明手术患者的肺误吸与 ASA 分级和急诊操作相关。临床上明显的肺误吸患者如果在术后 2 h 内没有出现症状或体征，则不太可能有呼吸系统后遗症。

临床案例 | 肺误吸

▶ **病史** 一名 47 岁女性患者因小肠梗阻接受急诊腹腔镜探查和小肠粘连松解术。术中放置鼻胃管减压，维持低负压吸引。在手术结束拔管时，患者呕吐了少量非颗粒性的胆汁性胃内容物。立即进行口咽部吸引。患者经历了短暂的喉痉挛发作，随后出现咳嗽。考虑到可能的误吸事件，术后应如何治疗患者？

▶**参考答案** 在最初的恢复期，应从呼吸系统的角度对患者进行检查和密切监测。体格检查时若发现喘息、咳嗽或血氧饱和度较基线明显下降，应及时进行 X 线检查，并将患者转移到监护病房。

（王汉斌 译；程远 审校）

参考文献

[1] Warner MA, Warner ME, Weber JG. Clinical significance of pulmonary aspiration during the perioperative period. Anesthesiology, 1993, 78(1):56–62.

[2] Abdulla S. Pulmonary aspiration in perioperative medicine. Acta Anaesthesiol Belg, 2013, 64(1): 1–13.

[3] Bohman JK, Kor DJ, Kashyap R, et al. Airway pepsin levels in otherwise healthy surgical patients receiving general anesthesia with endotracheal intubation. Chest, 2013, 143(5):1407–1413.

[4] D'Angelo OM, Diaz-Gil D, Nunn D, et al. Anesthesia and increased hypercarbic drive impair the coordination between breathing and swallowing. Anesthesiology, 2014, 121(6):1175–1183.

[5] Asai T, Isono S. Residual neuromuscular blockade after anesthesia: a possible cause of postoperative aspiration-induced pneumonia. Anesthesiology, 2014, 120(2):260–262.

33

术后疼痛经历

本研究结果表明：需要提高对疼痛管理重要性的认识，并投入资源用于疼痛控制，以改善术后疼痛管理。

——Apfelbaum 等 [1]

研究问题：在美国，术后疼痛的经历是什么，患者对镇痛药物的满意程度如何，患者教育的成功程度，以及患者对术后疼痛和疼痛药物的看法？

资金来源：法玛西亚公司（Pharmacia）。

研究发表年份：2003 年。

研究地点：在美国各地随机选择的家庭。

研究对象：过去 5 年内接受手术的成年人。

排除对象：过去 5 年内未接受手术的成年人。

样本量：250 例。

研究概况：见图 33.1。

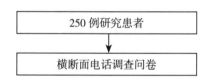

图 33.1 研究设计概况

研究干预：潜在研究对象的名单从一家市场研究组织获得。最初的家庭小组是随机选择的，以便在地理、户主年龄、家庭收入和规模以及市场规模等方面代表美国人口。联系了随机抽样的 666 名成年待受访者后，确定了 250 名合格参与者。通过电话进行采访，询问参与者预先确定的关于疼痛经历的问题。

随访时间：该研究是一项横断面研究。

研究终点：调查中的问题主要针对是否存在术后疼痛及其严重程度、接受的镇痛药物、镇痛药物的不良反应、对术后镇痛药物的满意度（包括住院期间和出院后 2 周）及其他因素。

结 果

- 大多数患者是女性（65%），平均年龄为 46 岁。

- 手术地点：52% 的患者接受住院手术，38% 的患者接受门诊手术，其余 10% 的患者在医生诊所、门诊部或独立的手术中心接受手术。

- 手术后的时间：60% 的门诊手术在调查时的 1 年内实施，5% 发生在 4~5 年前。对于住院手术，40% 在调查时的 1 年内实施，23% 发生在 4~5 年前。

- 患者最关心的是术后疼痛（59%）和手术是否会改善病情（51%）。其他关心的问题包括恢复情况和医护人员是否关注并对其医疗需求作出回应。

- 总体而言，82% 的患者报告说从手术开始到出院后 2 周内有过疼痛。在这些患者中，47% 经历过中度疼痛，39% 经历过严重到极度的疼痛。

- 术后疼痛在出院前似乎得到了更好的控制：58% 的患者在出院前经历过疼痛，而出院后这一比例为 75%。

- 总体而言，82% 的患者住院或在门诊接受了镇痛药物治疗。出院后，76% 的患者接受了镇痛药物治疗。在这些患者中，近 90% 对他们的镇痛药物治疗感到满意。

- 2/3 的患者报告术前与医护人员讨论了术后疼痛管理。术后，2/3 的患者报告医护人员询问了他们的疼痛情况。术前和术后关于疼痛的讨论常由护士完成。

- 几乎所有（94%）患者认为镇痛药会引起不良反应，72% 的患者报告说他们会选择非麻醉性药物（主要原因是成瘾性低、不良反应较少）。最常见的不良反应是嗜睡、恶心和便秘。

评价与局限性：这是一项具有回忆偏倚的回顾性调查。该研究仅纳入 250 名患者。

其他相关研究和信息

- 在相当比例的患者中，急性术后疼痛可发展为持续性的术后疼痛 [2]。

- 最近发表的一项系统回顾联合荟萃分析表明，围手术期给予加巴喷丁和普瑞巴林可有效降低慢性术后疼痛的发生率 [3]。

总结与启示 本研究结果表明，大多数患者术后出现中度至重度疼痛。需要额外的努力来改善患者的术后疼痛体验。

临床案例 | 术后疼痛

▶ **病史**　一名 52 岁女性，全身麻醉下门诊行腹腔镜腹股沟疝修补术。患者在其他方面都很健康，但对术后疼痛管理表示担忧，特别是由于之前使用麻醉剂引起恶心。患者不吸烟，有晕动病病史。

▶ **参考答案**　患者有术后恶心呕吐（PONV）的多种危险因素，包括女性、非吸烟者和晕动病史，因此应接受 PONV 预防，特别是考虑到有麻醉药引起的恶心病史。如果无手术禁忌证，可给予酮咯酸治疗术后疼痛。此外，在诱导前可预先给予患者对乙酰氨基酚和加巴喷丁或普瑞巴林。手术前应与患者讨论术后疼痛管理计划。

（陶亦斌 译；程远 审校）

参考文献

[1] Apfelbaum JL, Chen C, Mehta SS, et al. Postoperative pain experience: results from a national survey suggest postoperative pain continues to be undermanaged. Anesth Analg, 2003, 97(2):534–540, table of contents.

[2] Kehlet H, Jensen TS, Woolf CJ. Persistent postsurgical pain: risk factors and prevention. Lancet, 2006, 367(9522):1618–1625.

[3] Clarke H, Bonin RP, Orser BA, et al. The prevention of chronic postsurgical pain using gabapentin and pregabalin: a combined systematic review and meta-analysis. Anesth Analg, 2012, 115(2):428–442.

第6部分

疼痛麻醉
Pain Anesthesiology

34

基于 fMRI 的躯体性疼痛的神经学特征

> 我们确定了一个基于 fMRI 的神经学特征，常伴有热疼痛，通过该特征可将躯体性疼痛与其他主要的令人不适的事件区分开来，其对阿片类药物的镇痛作用敏感。
>
> ——Wager 等[1]

研究问题：功能磁共振成像（fMRI）能否用于确定健康志愿者实验性热疼痛的灵敏性和特异性脑测量值？

资金来源：美国国家药物滥用研究所、美国国家精神健康研究所和美国国家科学基金会。

研究开始年份：4 项独立研究开始于 2005—2010 年。

研究发表年份：2013 年。

研究地点：哥伦比亚大学。

研究对象：健康右利手的成年人，无精神、神经或疼痛障碍病史。此外，研究 3 的参与者在 6 个月内经历了一次不情愿的恋爱分手，并表示想到自己的分手经历会让他们感到被拒绝。

样本量：114 例。

研究概况：见图 34.1。

功能磁共振成像

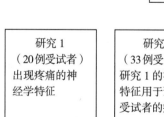
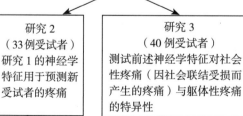

研究 1
（20 例受试者）
出现疼痛的神经学特征

研究 2
（33 例受试者）
研究 1 的神经学特征用于预测新受试者的疼痛

研究 3
（40 例受试者）
测试前述神经学特征对社会性疼痛（因社会联结受损而产生的疼痛）与躯体性疼痛的特异性

研究 4
（21 例受试者）
测试对阿片类药物的特征性反应

图 34.1　研究设计概况

研究干预： 在 fMRI 扫描期间，对每名受试者在左前臂掌面（非优势）进行热刺激。在研究 1 中，针对每个人校准了 4 种强度的试验（温暖和 3 个级别的疼痛热），并以警告提示、预期期、刺激期和疼痛回忆的评级期进行管理。一种机器学习回归技术从 fMRI 活动中预测疼痛报告。在研究 2 中，以 1℃ 为增量幅度，在 6 个温度下对受试者进行研究 1 中确定的神经学特征的测试，并在每次试验后让受试者判断刺激是温暖还是疼痛。在研究 3 中，受试者接受了疼痛性热刺激和接近疼痛阈值的暖刺激，该阈值对每名受试者均进行了校准。此外，研究 3 的受试者观看了他们的前伴侣和亲密朋友的照片，以测试对社会性疼痛和躯体性疼痛的神经学特征特异性。在研究 4 中，在两个系列的试验中，受试者在 fMRI 扫描期间接受了两次瑞芬太尼输注。两个系列试验分别为：一个开放输注系列，其间受试者意识到他们接受了瑞芬太尼；一个隐藏输注系列，其间受试者被告知无药物输注，即使有给药过程，也没有药物被输注进去（瑞芬太尼的剂量被单独校准，以引起无镇静的镇痛）。

研究终点： 在研究 1 中，在 9 分的视觉模拟量表（VAS）上，无害的温暖被定义为 1 分，3 个级别的疼痛热被定义为 3 分、5 分和 7 分。在研究 2 中，非疼痛热和疼痛强度是根据 100 分的 VAS 来判断的。

结　果

- fMRI 的神经学特征包括大脑的多个区域，这与"疼痛是一个分布式的过程"的观点一致。

- 在研究 1 中，fMRI 的神经学特征在区分疼痛热与非疼痛热、疼痛预期和疼痛回忆方面显示出 ≥ 94% 的灵敏度和特异性。强制选择试验在所有 3 种比较中均显示出 100% 的灵敏度和特异性。

- 在研究 2 中，来自研究 1 的 fMRI 神经学特征区分疼痛热和非疼痛热的灵敏度和特异性为 93%。此外，前述的神经学特征反应在 6 种温度下单纯呈线性增加，并与报道的疼痛程度和刺激温度相关。

- 在研究 3 中，fMRI 神经学特征区分躯体性疼痛和社会性疼痛的灵敏度为 85%，特异性为 73%；在强制选择哪种情况更痛苦的测试中，灵敏度和特异性为 95%。

- 在研究 4 中，在给予瑞芬太尼时，fMRI 神经学特征反应的强度显著降低。

评价与局限性： 本研究是在没有精神、神经或疼痛障碍病史的健康志愿者中进行的；患者的疼痛分类可能不如健康研究对象准确，并且可能根据身体部位、疼痛

类型（如内脏与皮肤）和临床原因而有所不同，因此需要开发多种疼痛特征。临床使用基于 fMRI 的疼痛特征将需要跨人员、扫描方案和研究地点进行校准。

其他相关研究和信息

- 2014 年发表的一项 fMRI 研究，描述了纤维肌痛病患者和对照组对非伤害性感觉刺激的大脑反应。在 fMRI 中，纤维肌痛患者在早期感觉皮层对非疼痛事件的大脑反应强烈衰减，在脑岛感觉整合的后期阶段伴有反应增强。视觉和听觉区域的反应减弱与主观感觉超敏反应和临床严重程度指标相关 [2]。

- 2017 年发表的一项 fMRI 研究，纳入了 37 名纤维肌痛患者和 35 名匹配的对照组患者，确定了基于大脑的纤维肌痛特征。采用神经疼痛特征、纤维肌痛性疼痛和多感觉模式的联合评估对患者与对照组进行了分类，在样本外个体中灵敏度为 92%、特异性为 94% [3]。

总结与启示 这项 fMRI 研究在健康志愿者中发现了一种可解释和可重复的、由有害热量引起的皮肤疼痛的神经学特征。对 fMRI 神经学特征的解读在患者无法有效沟通疼痛感知的情况下可能是有用的。需进一步的研究来评估这种特征是否能预测临床疼痛。

（陶亦斌 译；卢鑫磊 审校）

参考文献

[1] Wager TD, Atlas LY, Lindquist MA, et al. An fMRI-based neurologic signature of physical pain. N Engl J Med, 2013, 368(15):1388–1397.

[2] López-Solà M, Pujol J, Wager TD, et al. Altered functional magnetic resonance imaging responses to nonpainful sensory stimulation in fibromyalgia patients. Arthritis Rheumatol, 2014, 66(11):3200–3209.

[3] López-Solà M, Woo CW, Pujol J, et al. Towards a neurophysiological signature for fibromyalgia. Pain, 2017, 158(1):34–47.

35

数值疼痛评定量表变化程度的临床意义

平均而言，在 0~10 分疼痛强度数值评定量表中减少约 2 分或减少约 30% 代表临床重要差异。

——Farrar 等[1]

研究问题：用于慢性疼痛评估的 0~10 分疼痛强度数值评定量表（PI-NRS）的变化程度与临床状况的重要改善有关吗？

研究发表年份：2001 年。

研究地点：宾夕法尼亚大学医学院和辉瑞全球研发中心。

研究对象：来自 10 项已完成研究的患者数据，研究为普瑞巴林治疗糖尿病性神经病变、带状疱疹后神经痛、腰痛、纤维肌痛和骨关节炎慢性疼痛。

排除对象：未记录基线疼痛强度、终点疼痛强度或患者对变化总体印象 (patient global impression of change,PGIC) 量表评分的患者。

样本量：2724 例。

研究概况：见图 35.1。

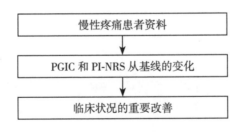

图 35.1 研究设计概况

研究干预：所有 10 项双盲、安慰剂对照、平行、多中心慢性疼痛研究采用共同的研究设计（使用相同的疼痛测量）。在每项持续 5~12 周的研究中，患者每天使用 11 分的 PI-NRS 评估慢性疼痛，其中：0= 无疼痛，10= 最严重的疼痛。基线评分是服用研究药物前 7 d 疼痛评分的平均值。终点评分是在接受研究药物治疗期间最后 7 d 的每日评分均值。在每项研究结束时，患者完成 PGIC，医生完成临床总体变化印象（clinical global impression of change, CGIC）。临床重要性的先验定义包括 PGIC 的"显著改善"或"非常显著改善"。PI-NRS 从基线的变化被确定为原始变化评分和百分比变化，并将患者分为不同 PGIC 类别。

研究终点： 11 分 PI-NRS 和 7 分 PGIC 分类量表分值相比基线的变化显著改善、非常显著改善、最低程度改善、无变化、最低程度恶化、显著恶化、非常显著恶化。

结 果

· 平均而言，在这 10 项研究中，PI-NRS 从基线下降 ≥ 2 分与 PGIC "显著改善" 相关，PI-NRS 至少下降 4 分与 PGIC "非常显著改善" 相关。这一变化对应于 PI-NRS 的百分比变化分别为 30% 和 50%

· 无论疾病模型、试验持续时间、患者人口统计学特征（年龄、性别）或药物是否在特定试验中显示有效，PI-NRS 和 PGIC 之间的关联在所有研究中都是一致的。

· 安慰剂组和积极治疗组的 PI-NRS 变化在各个水平的 PGIC 中均相同。

· 当按基线疼痛分层时，如果基线疼痛评分较高，要达到相同水平的 PGIC，则必须相较基线有更大的分值变化，而需要达到的变化百分数相似。

· 受试者操作特征分析显示：PI-NRS 评分下降 1.74 分，百分比变化为 27.9%，与临床重要改善的先验定义最相关。

· CGIC 与 PGIC 之间存在高度相关性。

评价与局限性： 尽管该分析代表了几种疾病状态，但结果可能无法推广到所有慢性疼痛综合征，也不适用观察期超过 12 周的研究。

其他相关研究和信息

· 0~10 分的数字评定量表是疼痛评估和疼痛研究的标准工具。另一种常用的评估是 0~100 mm 视觉模拟量表（VAS）[2]。VAS 通常由患者自己通过在连续线上放置标记来完成。VAS 评分是通过测量从线的左端到患者标记点的毫米数来确定的。

<u>**总结与启示**</u>　这些发现表明 PI-NRS 评分下降 1.74 分和百分比减少 27.9% 与疼痛症状出现临床重要的改善相关。

临床案例 | 慢性疼痛的治疗

▶ **病史** 一名患有慢性背痛的 46 岁男性前来接受随访检查。3 个月前，患者报告基线疼痛评分为 7 分（满分 10 分）。自上次就诊以来，患者开始进行物理治疗和认知行为治疗，并通过非甾体抗炎药控制发作。由于有滥用麻醉剂的病史，患者反对麻醉药物。他说他的疼痛"显著改善"，但仍然将他的平均每日背痛强度评为 4 分（满分 10 分）。应如何解释残余疼痛评分与患者对改善的看法之间的差异？

▶ **参考答案** 鉴于患者的平均疼痛评分在 0~10 的数字评分量表上提高了 3 分，属于临床上重要的差异。

（陶守君 译；雷卫平 审校）

参考文献

[1] Farrar JT, Young JP Jr, LaMoreaux L, et al. Clinical importance of changes in chronic pain intensity measured on an 11-point numerical pain rating scale. Pain, 2001, 94(2):149–158.
[2] Freud M. The graphic rating scale. J Educ Psychol, 1923, 14:83–102.

36

损伤后疼痛超敏反应和 NMDA 受体拮抗剂

> 这些结果表明 NMDA 受体参与了由高阈值初级传入产生的中枢敏化的诱导和维持。因为中枢敏化可能导致人类受伤后的疼痛超敏状态，所以这些数据对 NMDA 拮抗剂在超前镇痛和治疗已存在的疼痛状态的潜在作用都有影响。
>
> ——Woolf 和 Thompson[1]

研究问题：原发性传入诱导的超敏反应状态是否依赖于 N- 甲基 -D- 天冬氨酸（NMDA）受体的激活，"上发条"现象（windup；即通过反复传递刺激，人体感知疼痛强度持续增加）可能触发产生中枢性超敏反应吗？

资金来源：医学研究委员会和惠康信托（Wellcome）。

研究发表年份：1991 年。

研究地点：英国伦敦大学学院。

研究对象：成年 Sprague-Dawley 大鼠。

研究概况：见图 36.1。

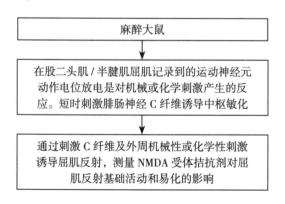

图 36.1 研究设计概括

研究干预：对研究动物进行麻醉、使用肌松药和人工通气，并监测其直肠温度、呼气末 CO_2、心率和心电图，并将相应指标维持在生理范围内。在 T3 或 T4 水平经椎板切除术切断脊髓。支配股二头肌 / 半腱肌的神经被切开并用矿物油覆盖。其中一根神经丝被放置在记录电极上，并使用脉冲积分器计算动作电位放电。每 5 min 对每只脚施加一次机械刺激，并计算引发的棘波总数。在每一次实验操作之前计算反射的基线值。将化学刺激物（芥子油）涂抹于足背 4 mm² 的皮肤上。电刺激腓肠神经以产生中枢敏化。在给予竞争性和非竞争性 NMDA 受体拮抗剂之前和之后测量屈肌运动神经元的动作电位放电。

研究终点： NMDA 受体拮抗剂对中枢敏化的影响，通过大鼠后肢屈曲退缩反射的兴奋性变化来衡量。

结　果

· 在没有实验操作或治疗的情况下，标准的机械皮肤刺激会产生稳定的反应（在一段较长时间内，每隔 5 min 测量一次屈肌运动神经元动作电位，而后根据动作电位总数来衡量）。

· 随着 NMDA 受体拮抗剂的使用，观察到基线反射减少，这一效应依赖一定的剂量。

· 以 1 Hz 的频率刺激腓肠神经 C 纤维，每次刺激可产生 20 s 的兴奋 - 停止周期，即一个正向的动作电位，以及刺激停止后的反射易化期（刺激后 1 min 达到最大值，并在 10 min 内恢复到基线水平）。

· 用 NMDA 受体拮抗剂进行全身预处理，可防止在腓肠神经刺激期间发生的兴奋结束和反射易化。

· 在足背上使用化学刺激会产生长时间的屈曲反射兴奋性增加。用 NMDA 受体拮抗剂预处理可阻止诱发的反射易化。建立反射易化后，用 NMDA 受体拮抗剂治疗可使反射恢复到基线水平。

· 刺激腓肠神经 C 纤维会产生延长的屈肌反射易化。在诱导易化后 20 min 给予 NMDA 受体拮抗剂，可使反射恢复到基线水平。

评价与局限性： 这项动物研究提出了一个问题，即需要多大的 NMDA 受体拮抗剂剂量才能抑制促进疼痛的信号并治疗人类的疼痛超敏反应。

其他相关研究和信息

· Nielsen 等人最近发表的一篇文章 [2]，检视了在阿片类药物依赖的慢性疼痛患者中进行脊柱融合手术时术中使用氯胺酮的情况。与安慰剂相比，在手术过程中接受 0.5 mg/kg 氯胺酮推注，随后以 0.25 mg/（kg·h）输注的患者，在术后前 24 h 内的阿片类药物消耗量显著减少 [患者使用吗啡自控镇痛（PCA）]，术后第一个 6~24 h 镇静药物使用减少。与术前疼痛评分相比，术后 6 个月背痛有更大改善。

· 最近一项随机试验的荟萃分析[3]研究了在吗啡或氢吗啡酮 PCA 中添加氯胺酮是否具有临床益处。分析发现：氯胺酮的加入，在减少阿片类药物需求的同时，对术后镇痛有小幅改善，并减少了术后恶心和呕吐，且没有检测到其他不良反应的增加。

· 在麻醉实践中，NMDA 拮抗剂是常用药物，包括氯胺酮、美沙酮、氧化亚氮和曲马多。

总结与启示　本研究表明，中枢敏化的诱导和维持依赖于 NMDA 受体激活。NMDA 受体拮抗剂已被证明可以防止中枢敏化的发生，并抑制疼痛传导通路的兴奋性。NMDA 受体拮抗剂在疼痛管理中发挥着重要作用。

（陶守君 译；雷卫平 审校）

参考文献

[1] Woolf CJ, Thompson SW. The induction and maintenance of central sensitization is dependent on N-methyl-D-aspartic acid receptor activation: implications for the treatment of post-injury pain hypersensitivity states. Pain, 1991, 44(3):293–299.

[2] Nielsen RV, Fomsgaard JS, Siegel H, et al. Intraoperative ketamine reduces immediate postoperative opioid consumption after spinal fusion surgery in chronic pain patients with opioid dependency: a randomized, blinded trial. Pain, 2017, 158(3):463–470.

[3] Wang L, Johnston B, Kaushal A, et al. Ketamine added to morphine or hydromorphone patient-controlled analgesia for acute postoperative pain in adults: a systematic review and meta-analysis of randomized trials. Can J Anaesth, 2016, 63(3):311–325.

37

口服吗啡治疗慢性非癌症疼痛的随机试验

在有非癌症相关慢性疼痛和没有药物滥用史的患者中，口服吗啡 9
周可能有镇痛获益，但不太可能有心理或功能上的改善。需要进一步
的随机对照试验来确定口服吗啡在慢性非癌症疼痛管理中的作用。

——Moulin 等 [1]

研究问题： 非癌症慢性疼痛患者能否从阿片类药物治疗中获益 [1]？

资金来源： 加拿大医学研究委员会和美国普渡制药公司（阿片类药物生产商）。

研究开始年份： 20 世纪 90 年代中期。

研究发表年份： 1996 年。

研究地点： 加拿大安大略省维多利亚医院的疼痛诊所。

研究对象： 18~70 岁的成年患者，稳定的非癌症相关疼痛持续时间 ≥ 6 个月，且
至少为中度疼痛（1~10 级中 ≥ 5 级）。患者有"肌筋膜、肌肉骨骼或风湿病性质
的局部疼痛"。此外，所有研究患者对非甾体抗炎药和至少 1 个月的三环类抗抑
郁药治疗均无反应。

排除对象： 有药物滥用史的患者，有精神病史或重大情绪障碍的患者，有神经性
疼痛综合征如反射性交感神经萎缩的患者，有孤立的头痛综合征的患者（因为阿
片类药物可能导致反弹性头痛），以及有其他医疗问题如充血性心力衰竭可能使
阿片类药物治疗复杂化的患者。此外，如果患者以前因慢性疼痛接受过阿片类药
物治疗则被排除在外（允许之前使用过可待因治疗，因为可待因在加拿大属非处
方药，可在药店购得）。

样本量： 61 例。

研究概况： 见图 37.1。

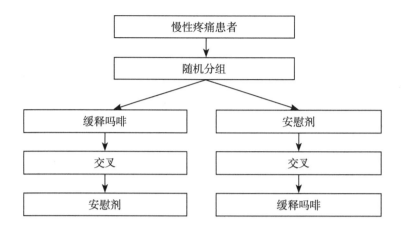

图 37.1 研究设计概况

研究干预：吗啡组患者接受缓释吗啡（美施康定）。该药物在 3 周内进行滴定，最初的剂量为 15 mg，每天 2 次，如果能够耐受，最大剂量为 60 mg，每天 2 次；继之以最大耐受剂量继续用药 6 周，而后在 2 周内逐渐减量。

被分配到安慰剂组的患者服用苯扎托品——一种"没有镇痛作用"但"模仿了许多吗啡可能产生的副作用"的药物。苯扎托品以类似的方式滴定，最初剂量为 0.25 mg，每天 2 次，如果耐受，最高剂量为 1 mg，每天 2 次；苯扎托品以最大耐受剂量继续服用 6 周，而后在 2 周内逐渐减量。

在第一种治疗完成后，两组患者交叉接受了 11 周的另一种治疗（即所有患者最终接受了 11 周的吗啡和 11 周的安慰剂）。

两组患者在必要时均可服用扑热息痛(对乙酰氨基酚)作为"补救镇痛药物"。此外，所有研究患者都参加了由心理学家领导的小组会议,学习"疼痛管理的认知–行为策略"，而通常在临床上疼痛患者无须参加这项学习。

随访时间：11 周。

研究终点

· 主要结局指标：患者报告的 1~10 级疼痛强度（1= 最低强度，10= 最高强度）。

· 次要结局指标：需使用扑热息痛治疗爆发性疼痛，一组测量心理和功能改善的问卷的得分。

结 果

· 研究患者的平均年龄为 40 岁，疼痛症状的平均持续时间为 4.1 年。

· 25% 的患者是有工作的，85% 的患者有与受伤相关的疼痛，41% 的患者曾就疼痛问题咨询过 ≥ 5 位的专家。

- 38% 的患者主要是头部、颈部和肩部疼痛，34% 的患者主要是背部疼痛。

- 研究患者对吗啡的耐受性日均总剂量为 83.5 mg。

- 吗啡组患者比安慰剂组患者疼痛减轻，但心理和功能结果组间无显著差异（表 37.1 和表 37.2）。

- 似乎存在一种"延续效应"，即在研究第一阶段接受吗啡治疗的患者在转入安慰剂治疗后的第二阶段疼痛强度得分较低（作者假设这可能是由于吗啡持续的"心理效应"）。

- 吗啡组患者比安慰剂组患者更容易出现呕吐（43% *vs.* 6%，*P*=0.000 2）、头晕（50% *vs.* 15%，*P*=0.000 4）、便秘（56% *vs.* 19%，*P*=0.000 5）和腹痛（29% *vs.* 11%，*P*=0.04）。

- 吗啡组中 8.7% 的患者报告了对药物的渴望，安慰剂组中 4.3% 的患者报告了对药物的渴望（差异不显著）。

- 41.3% 的患者偏好吗啡治疗，28.3% 偏好安慰剂治疗，30.4% 无偏好（*P*=0.26）。

表 37.1　疼痛强度评分 (1~10 分)[*]

分组	基线	9 周 [†]	11 周 [‡]	*P* [§]
吗啡	7.8	7.1	7.3	0.01
安慰剂	7.8	7.9	8.5	

[*] 这些数据仅来自交叉研究前的第一阶段。当纳入第二阶段 (交叉后) 的数据时，也发现了类似的结果。[†] 全剂量治疗完成时。[‡] 洗脱期结束时。[§] 比较吗啡组与安慰剂组在研究第一阶段疼痛评分的变化

表 37.2　其他结局

结局	吗啡组	安慰剂组	*P*
每天需要 1 片扑热息痛治疗爆发性疼痛	3.5	3.9	0.40
心理健康 [*]	67.7	67.7	无显著差异 [†]
生活质量			
疾病影响 [‡]	24.5	24.2	无显著差异 [†]
疼痛残疾指数 [§]	44.6	45.0	无显著差异 [†]

[*] 根据症状检查表（Symptom Check List-90）进行评估，该评分是根据患者对一份问卷从30~81 项的反应得出的，得分越高表明损伤越大。[†] 实际 *P* 值未报告。[‡] 评分依据患者对问卷的反应，评分范围为 0~100 分，分数越高表示功能越差。[§] 根据患者对问卷的回答打分，满分为 0~70 分，数值越高，功能越差

评价与局限性：患者仅接受了 11 周的随访，因此本研究没有评估阿片类药物治疗的长期影响。

在这项研究中，患者被密切监测（他们每 1~2 周与研究小组访谈一次）。目前还不确定阿片类药物治疗在不那么严密监测的环境下（更典型的"真实世界"）是否会产生同样的效果。

药物滥用障碍患者被排除在研究之外，因此结果不适用于这些患者。

其他相关研究和信息

· 令人惊讶的是，很少有其他研究评估阿片类药物用于治疗慢性非癌症疼痛。大多数其他研究的规模也较小，随访时间 < 16 周，并将阿片类药物与安慰剂进行比较（而不是与其他镇痛治疗进行比较）。这些研究通常得出了与本研究相似的结论，即阿片类药物可带来疼痛评分的适度降低，并且至多能在功能结果上有些许改善[2-3]。

· 人们普遍认为，阿片类药物适合长期用于因癌症和其他危及生命的疾病所致疼痛的患者，许多专家认为，在这些患者中阿片类药物的处方不足。

· 阿片类药物已经成为美国最广泛使用的药物之一[4]。

· 美国疼痛协会的指南指出："尽管证据有限，但对于经慎重选择和密切监护的慢性非癌症疼痛患者，长期使用阿片类药物治疗不失为一种有效的方法。然而，阿片类药物也与潜在的严重危害有关，包括与阿片类药物相关的不良作用和与可能滥用阿片类药物带来的不良结局。"[5]

总结与启示　在非癌症相关疼痛的患者中，口服缓释吗啡可使疼痛适度减轻，但在心理或功能方面没有明显改善。吗啡组患者胃肠道症状和头晕的发生率增加。该研究有重要的方法学局限性，最明显的是患者仅随访了 11 周。此外，有药物滥用史的患者被排除在外，限制了研究结果的可推广性。尽管有这些局限性，但这项研究还是代表了评价阿片类药物治疗慢性非癌症疼痛的最高质量研究之一。

临床案例┃阿片类药物治疗非癌症疼痛

▶ **病史**　一名 28 岁的妇女在从战场返回后出现在你的诊所，她患有慢性颈部疼痛。其症状是在战斗中受伤后出现的，疼痛已经持续了近 1 年，严重影响了生活。患者述近 7~10 d 内的大部分时间因疼痛难以入睡，且疼痛程度至少达到 7 级（1~10 级）。她试过非处方镇痛药，包括对乙酰氨基酚和布洛芬，但这些药物"几乎不能减轻疼痛"。

患者告诉你，她的朋友最近服用了吗啡和维柯丁（对乙酰氨基酚和氢可酮）来治疗背痛，这似乎有帮助。患者想知道她是否也能从这些药物中受益。根据这项研究的结果，你能告诉她什么？

▶ **参考答案** 该患者患有慢性非癌症相关疼痛，严重影响她的生活。评估阿片类药物治疗慢性非癌症相关疼痛的研究表明，这些药物可能在短期内减轻疼痛。然而，关于16周后结果的数据很少，阿片类药物对心理和功能结果的影响也不确定。此外，阿片类药物会导致严重的副作用，并可能使一些高危患者成瘾。基于这些原因，在开始慢性阿片类药物治疗之前，应充分探索非阿片类药物治疗方案。

该患者已经尝试过非处方镇痛药，但也应该尝试非药物镇痛策略，如物理疗法或认知行为疗法。如果这些策略被证明无效，可以考虑用长效药物治疗慢性疼痛，如阿米替林。同时，患者可以继续使用非麻醉性镇痛药，如对乙酰氨基酚和布洛芬。对于剧烈疼痛的发作，给予少量短效阿片类药物，如维柯丁，也是合理的（患者在睡眠困难时可能会使用这种药物）。

如果非阿片类药物治疗最终无效，则可以考虑阿片类药物治疗（然而，其他医生可能会决定不对这种患者使用阿片类药物治疗，他们认为这样更合理）。如果决定开始使用阿片类药物，首先需要评估药物滥用的风险因素。此外，患者应同意签订一份疼痛协议，其中规定阿片类药物只能由一名提供者（通常是初级保健提供者或疼痛专家）开具，协议中还包括其他规定，以确保安全使用。

（王杰 译；雷卫平 审校）

参考文献

[1] Moulin DE, Iezzi A, Amireh R, et al. Randomised trial of oral morphine for chronic non-cancer pain. Lancet, 1996, 347:143–147.

[2] Kalso E, Edwards JE, Moore RA, et al. Opioids in chronic non-cancer pain: systematic review of efficacy and safety. Pain, 2004, 112(3):372–380.

[3] Furlan AD, Sandoval JA, Mailis-Gagnon A, et al. Opioids for chronic noncancer pain: a meta-analysis of effectiveness and side effects. CMAJ, 2006, 174(11):1589–1594.

[4] Okie S. A flood of opioids, a rising tide of deaths. N Engl J Med, 2011, 364(4):290.

[5] American Pain Society. Guideline for the use of opioid therapy in chronic noncancer pain: evidence review. Glenview, IL: American Pain Society, 2009.

38

硬膜外糖皮质激素注射治疗椎管狭窄症

在腰椎椎管狭窄症的治疗中，与单纯硬膜外注射利多卡因相比，硬膜外注射糖皮质激素加利多卡因的短期获益很小甚至没有。

———Friedly 等 [1]

研究问题： 在腰椎椎管狭窄症患者中，硬膜外注射糖皮质激素加麻醉药物与单独注射麻醉药物相比效果如何？

资金来源： 美国医疗保健研究与质量局。

研究开始年份： 2011 年。

研究发表年份： 2014 年

研究地点： 美国的 16 个地点。

研究对象： 年龄 ≥ 50 岁，MRI 或 CT 扫描提示有中央型腰椎椎管狭窄，并且在入组前 1 周，在站立、行走或脊柱伸展时，腰部、臀部、腿部或这些部位一起的平均疼痛等级 > 4 级（0~10 级，0= 不痛，10= 最痛）。臀部和（或）腿部的疼痛必须大于背部的疼痛，并且要求在 Roland-Morris 残疾调查表（RMDQ）上的得分 ≥ 7 分（范围为 0~24 分，得分越高表明残疾程度越重）。

排除对象： 既往有腰椎手术史，过去 6 个月内有硬膜外糖皮质激素注射或需要手术的脊柱滑脱症的患者。

样本量： 400 例。

研究概况： 见图 38.1。

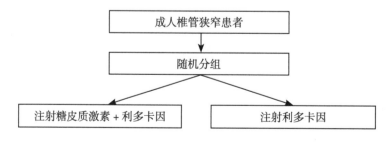

图 38.1 研究设计概况

研究干预：在这项双盲试验中，患者在 6 周内接受了 1~2 次透视引导下的标准化硬膜外注射。注射方式（经椎板间或经椎间孔）由医生决定。患者被随机分配接受糖皮质激素加利多卡因的硬膜外注射（200 例）与单独利多卡因硬膜外注射（200 例）。联用糖皮质激素组的患者接受 1~3 mL 的曲安奈德（60~120 mg）、倍他米松（6~12 mg）、地塞米松（8~10 mg）或甲泼尼龙（60~120 mg）。利多卡因的容量为 1~3 mL，浓度为 0.25%~1%。在手术过程中或手术后立即记录不良事件。所有结果和晨起血清皮质醇水平在基线、随机分组后 3 周和 6 周进行评估。如果患者愿意，他们可以在 3 周后接受重复注射。

随访时间：6 周。

研究终点

· 主要结局指标：6 周时测定的 RMDQ 得分和患者对前 1 周臀部、髋部或腿部疼痛的平均评级。

· 次要结局指标：从基线到 6 周时，至少有最小（≥ 30%）和最大（≥ 50%）临床改善的患者比例；对前 1 周平均背痛的评级；简明疼痛评估量表（BPI）得分；患者健康问卷 8 个问题版本（PHQ-8）的得分；广泛性焦虑症 7 项评估量表（GAD-7）的评分；欧洲生活质量 5 维度问卷（EQ-5D）的评分；瑞士椎管狭窄症问卷（SSSQ）的评分；身体功能评分；治疗满意度评分。

结　果

· 除了疼痛持续时间不平衡外，患者的基线特征在两个研究组之间相似。

· 3 周时，联用糖皮质激素组在 RMDQ 评分和腿痛强度改善方面优于单用利多卡因组；但以 RMDQ 较基线改善的百分比计算，差异无临床意义。

· 6 周时，两组 RMDQ 评分均较基线有所改善，但两组间的平均治疗效果、腿痛强度、BPI、SSSQ 症状和身体功能、EQ-5D 或 GAD-7 量表评分均无显著差异。在校正疼痛持续时间后，联用糖皮质激素组 RMDQ 评分改善明显，但差异较小。

· 在 PHQ-8 量表上，联用糖皮质激素组的抑郁症状改善更明显（*P*=0.007），患者对治疗更满意（*P*=0.01）。

· 对于经椎间孔注射，3 周或 6 周时的所有结果在组间没有显著差异。对于经椎板间注射，与利多卡因组相比，联用糖皮质激素组在 3 周时 RMDQ 中的身体功能明显改善，腿痛明显减轻；两组在 6 周时无明显差异。

· 两组患者发生不良事件的比例差异不显著，但与利多卡因组相比，联用糖皮质激素组平均每人发生的不良事件更多（*P*=0.02），经椎间孔注射的患者发生不良事件的比例更高。

· 在3周和6周时，与利多卡因组相比，联用糖皮质激素组晨起血清皮质醇水平< 3 μg/ dL（30 μg/ L）或< 10 μg/ dL.（100 μg/ L）的患者比例显著更高。

评价与局限性：既往有腰椎手术的患者被排除在外，限制了研究结果的可推广性。该研究没有随机分配患者的注射方法（经椎间孔 *vs.* 经椎板间）。

其他相关研究和信息

· 一项对13个随机对照试验进行的荟萃分析比较了硬膜外注射麻醉药物加用或不加用类固醇对椎管狭窄的治疗效果，发现相比单独注射麻醉药，加用类固醇并无优势；硬膜外注射类固醇或单独局麻药均可显著减轻疼痛、改善功能 [2]。

· 美国麻醉医师协会（ASA）慢性疼痛管理实践指南 [3] 指出："硬膜外类固醇注射加或不加局麻药可作为多模式治疗方案的一部分，用于缓解神经根痛或神经根病患者的疼痛。"

· 2013年发表的一项系统综述和荟萃分析，评估了与非硬膜外注射治疗背部和颈部疼痛相比，硬膜外注射非类固醇是一种治疗还是仅为安慰剂。只有少数试验直接比较了硬膜外非类固醇注射和非硬膜外注射，这些试验未显示出任何获益。从大量试验中对这些技术的间接比较表明：硬膜外非类固醇注射具有一定的益处，比非硬膜外注射更有可能获得积极的结果，对疼痛的缓解更明显 [4]。

总结与启示 这项研究表明，在治疗腰椎椎管狭窄症的过程中，含有糖皮质激素的硬膜外注射与单纯硬膜外注射利多卡因相比，在6周内的获益极少甚至没有获益。在接受含有糖皮质激素的硬膜外注射的患者中，证明了糖皮质激素的全身吸收及其对下丘脑–垂体轴的抑制。

（王杰 译；雷卫平 审校）

参考文献

[1] Friedly JL, Comstock BA, Turner JA, et al. A randomized trial of epidural glucocorticoid injections for spinal stenosis. N Engl J Med, 2014, 371(1):11–21.

[2] Meng H, Fei Q, Wang B, et al. Epidural injections with or without steroids in managing chronic

low back pain secondary to lumbar spinal stenosis: a meta-analysis of 13 randomized controlled trials. Drug Des Devel Ther, 2015, 9:4657–4667.

[3] American Society of Anesthesiologists Task Force on Chronic Pain Management, American Society of Regional Anesthesia and Pain Medicine. Practice guidelines for chronic pain management: an updated report by the American Society of Anesthesiologists Task Force on Chronic Pain Management and the American Society of Regional Anesthesia and Pain Medicine. Anesthesiology, 2010, 112(4):810–833.

[4] Bicket MC, Gupta A, Brown CH 4th, et al. Epidural injections for spinal pain: a systematic review and meta-analysis evaluating the "control" injections in randomized controlled trials. Anesthesiology, 2013, 119(4):907–931.

39

腰痛人群的腰椎磁共振成像

尽管在评估腰痛时，相比普通 X 线平片，患者更爱选择快速磁共振成像（MRI）；但快速 MRI 几乎并未给患者提供额外益处，且可能因接受脊柱手术的患者数量增加而导致医疗费用增加。

——Jarvik 等 [1]

研究问题：需要影像学检查的腰痛患者应该接受 X 线平片还是 MRI[1]？

资金来源：美国医疗保健研究与质量局，美国关节炎与肌肉骨骼和皮肤病研究所。

研究开始年份：1998 年。

研究发表年份：2003 年。

研究地点：华盛顿州的 4 个影像中心（1 家门诊，1 家教学医院，1 家多学科诊所和 1 家私人影像中心）。

研究对象：年龄 ≥ 18 岁的成年人，由医生推荐行腰椎 X 线检查以评估腰痛和（或）神经根病变。

排除对象：1 年内有腰椎手术的患者、急性创伤患者和脊柱内有金属植入物的患者。

样本量：380 例。

研究概况：见图 39.1。

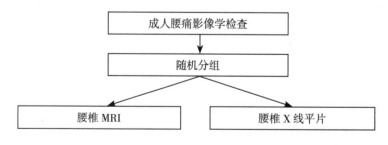

图 39.1　研究设计概况

研究干预：分配至 X 线平片组的患者按照标准方案接受平片检查。大多数患者只接受前后位和侧位检查，少数患者按照医嘱要求接受额外体位的检查。

分配至 MRI 组的患者尽可能在研究登记的当天进行扫描，如果没有，则在登记的 1 周内进行。大多数扫描磁场强度是 1.5T。所有患者均接受了矢状位和轴位 T2 加权图像扫描。

随访时间：12 个月。

研究终点

- 主要结局指标：改良的 Roland-Morris 腰痛功能障碍量表（共 23 项）评分[2]。
- 次要结局指标：用医疗结局研究调查简表（SF-36）评价的生活质量[3]，用 Deyo-Diehl 患者满意度问卷评价的患者对医疗的满意度[4]，误工天数，患者信任度，医疗保健资源的利用度。

改良的 Roland-Morris 功能障碍量表由 23 个"是"或"否"的问题组成。患者回答一个"是"得 1 分，总分 23 分。以下是量表上的样题：

- 因为腰背问题或腿痛（坐骨神经痛），我大部分时间呆在家里；
- 因为腰背问题或腿痛（坐骨神经痛），我走路比平时慢；
- 因为腰背问题或腿痛（坐骨神经痛），我大部分时间躺在床上。

结　果

- 患者平均年龄 53 岁，15% 的患者失业、残疾或请假，24% 有抑郁，70% 有放射至腿部的疼痛。
- 49% 的患者由初级保健医生推荐进行影像学检查，51% 的患者由专科医生推荐。
- 脊柱 MRI 显示椎间盘突出占 33%、神经根压迫占 7%、中重度中央管狭窄占 20%、侧隐窝狭窄占 17%。这些发现通常在 X 线平片上无法观察到。
- 尽管 MRI 组的患者更有可能对他们的影像学结果放心，但 X 线平片组和 MRI 组的腰痛评分无显著学差异，两组的总医疗费用无显著性差异（表 39.1 和表 39.2）。

表 39.1　12 个月后的试验发现 *

结　局	X 线平片组	MRI 组	P
Roland-Morris 腰痛评分（0~23 分）†	8.75	9.34	0.53
SF–36 生理功能（0~100 分）‡	63.77	61.04	无显著差异 §
患者满意度（0~11 分）‡	7.34	7.04	无显著差异 §
过去 4 周的误工天数	1.26	1.57	无显著差异 §
对影像学检查结果放心	58%	74%	0.002

* 对 12 个月的结局进行基线评分校正，例如，对 12 个月的 Roland 评分进行校正，因为在基线时，随机分配到 MRI 组的患者评分略高。† 分数越高表明结局越差。‡ 分数越高表明结局越好。§ 未报告实际的 P 值

表 39.2　12 个月后的试验发现 *

结　局	X 线平片组	MRI 组	P
接受阿片类镇痛药的患者	25%	26%	0.94
每名患者随后接受 MRI 次数	0.22	0.09	0.01
每名患者接受物理治疗、针灸和按摩次数	7.99	3.8	0.008
每名患者接受专家咨询次数	0.49	0.73	0.07
接受腰椎手术的患者	2%	6%	0.09
医疗总费用	1651 美元	2121 美元	0.11

评价与局限性： MRI 组脊柱手术率的增加和更高的医疗费用没有达到统计学显著性。因此，从这些发现中得出定论是不合适的。

其他相关研究和信息

· 其他试验表明，对于无神经功能恶化等症状的急性腰痛患者，早期脊柱成像（X 线平片、CT 和 MRI）并不能改善患者的预后 [5]，也无法对拟给予硬膜外激素注射的患者提供实质性的决策指导 [6]。

· 指南 [7] 建议，腰椎 MRI 仅适用于有以下症状或体征的患者：

· 紧急情况，如马尾综合征、肿瘤、感染，或伴有神经损伤的骨折；

· 神经根症状严重且持续时间长，需要进行手术干预；

· 椎管狭窄严重且持续时间长，需要进行手术干预。

总结与启示　尽管脊柱 MRI 检查（与 X 线平片相比）对腰痛患者来说是可靠的，但并不能改善功能结局。此外，脊柱 MRI 还会检测到原来未被发现的解剖异常，这可能会导致脊柱手术的价值不确定。

临床案例 | 腰痛的 MRI

▶ **病史**　男性，52 岁，腰痛 6 周，就诊要求行脊柱 MRI 检查。患者在打扫庭院后出现腰痛症状，其间只有轻微缓解。虽然被疼痛困扰，但患者未丧失活动能力，疼痛也没有放射至右腿部。患者无全身症状（发热、寒战或体重减轻），否认肠道或膀胱功能障碍。疼痛导致行走困难。体格检查发现患者超重，无明显焦虑。因疼痛导致活动受限，无神经功能损伤。

　　根据本试验结果，是否应该为该患者开具 MRI 检查？

▶ **参考答案**　基于本试验结果，对像本病例的患者行脊柱 MRI 不太可能改善功能结局，反而可能通过检测到解剖异常而增加脊柱手术的可能性。然而，上述试验表明，MRI 可能会让患者安心。基于此，应该采用其他方式让患者放心，比如告知患者，他没有出现任何提示感染或癌症等严重腰背部问题的体征或症状。

　　其他类型的脊柱成像，如 X 线平片，似乎也不能改善无警示症状的急性腰痛患者的预后。因此，这种情况下即便是普通 X 线平片可能也是不需要的。

（王丽华 译；雷卫平 审校）

参考文献

[1] Jarvik JG, Hollingworth W, Martin B, et al. Rapid magnetic resonance imaging vs radiographs for patients with low back pain: a randomized controlled trial. JAMA, 2003, 289(21):2810–2818.

[2] Roland M, Morris R. A study of the natural history of back pain, 1: development of a reliable and sensitive measure of disability in low back pain. Spine, 1983, 8:141–144.

[3] Ware JE, Sherbourne CD. The MOS 36-item short-form survey (SF-36), I: conceptual framework and item selection. Med Care, 1992, 30:473–483.

[4] Deyo RA, Diehl AK. Patient satisfaction with medical care for low-back pain. Spine, 1986, 11:28–30.

[5] Chou R, Fu R, Carrino JA, et al. Imaging strategies for low-back pain: systematic review and meta-analysis. Lancet, 2009, 373(9662):463.

[6] Cohen SP, Gupta A, Strassels SA, et al. Effect of MRI on treatment results or decision making in patients with lumbosacral radiculopathy referred for epidural steroid injections: a multicenter, randomized controlled trial. Arch Intern Med, 2012, 172(2):134.

[7] Bigos SJ, et al. Acute low back pain problems in adults. Clinical practice guideline No 14. Rockville, MD: Agency for Health Care Policy and Research, Public Health Service, US Department of Health and Human Services, 1994.

40

慢性腰痛的手术与康复

　　慢性腰痛患者可以从强化康复计划中获得与手术类似的益处。

——Fairbank 等 [1]

研究问题：脊柱融合术对慢性非特异性腰痛患者有益吗？

资金来源：英国医学研究理事会。

研究开始年份：1996 年

研究发表年份：2005 年。

研究地点：英国的 15 个中心。

研究对象：18~55 岁的成人，至少有 12 个月的慢性腰痛（伴或不伴牵涉痛）。

排除对象：两种治疗策略均不适合的患者，例如需手术治疗的脊柱感染患者。此外，既往有脊柱手术史的患者排除在外。

样本量：349 例。

研究概况：见图 40.1。

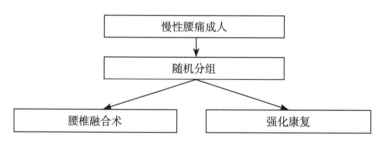

图 40.1　MRC 脊柱稳定试验设计概况

研究干预：分配至手术组的患者进行脊柱融合术，手术技术（如入路、植入物、融合器和骨移植材料）由外科医生自行决定。

　　分配至强化康复组的患者被安排进行 3 周的门诊教育和训练。训练方案因部位而异，但通常包括 75 h 的治疗以及随后几周的随访。这段时间由理疗师主导，心理学家提供协助。除此之外，讲师运用认知行为治疗原则来识别和应对很多患者在疼痛时产生的恐惧和无益的想法。如果康复治疗对患者没有足够的疗效则进行手术治疗。

随访时间： 24 个月。

研究终点

· 主要结局指标：根据 Oswestry 腰痛功能障碍指数由患者报告的疼痛，穿梭步行测试中患者的表现。

· 次要结局指标：简表 SF-36 一般健康问卷评分和手术并发症。

Oswestry 腰痛功能障碍指数评分从 0（无功能障碍）到 100（完全性功能障碍或卧床不起）[2]。在穿梭步行测试中，记录患者在指定时间段内按照指示行走的距离[3]。

结　果

· 分配至手术组的患者中，79% 的患者在研究期间接受了手术（21% 的患者很可能拒绝了手术）。

· 分配至康复组的患者中，因为患者要求或者康复治疗效果不佳，有 28% 的患者在研究期间接受了手术。

· 接受手术的患者有 12% 出现了并发症，如失血过多、硬膜撕裂或血管损伤。

· 接受手术的患者有 8% 需要二次手术治疗，或是因手术并发症或是因症状持续存在。

· 虽然手术组的 Oswestry 腰痛量表评分明显优于康复组，但差异非常小，临床重要性值得怀疑（表 40.1）。

表 40.1　试验主要发现

结局	手术组研究期间的分数变化	康复组研究期间的分数变化	P*
腰痛评分†	−12.5	−8.7	0.045
穿梭步行测试‡	+98 m	+63 m	0.12
SF-36 生理评分§	+9.4	+7.6	0.21
精神评分	+4.2	+3.9	0.90

*P 值根据两组之间的基线差异进行校正。†腰痛评分减少表明病情有好转。‡穿梭步行测试行走距离增加表明病情好转。§SF-36 得分增加表明病情有好转

评价与局限性： 研究中约 20% 的患者失访。此外，两组之间有明显的交叉（手术组有 21% 的患者未接受手术，而康复组有 28% 的患者接受了手术）。

本研究中采取的强化康复对许多患者来说可能费用高昂或不切实际。然而这种强化康复计划相较于非强化康复或者根本不进行康复而言，其优势目前尚不清楚。

在手术组，手术方式和技术由外科医生自行决定。尽管关于哪种手术方式和技术最佳，目前还有相当大的争议，但如果对手术方式和技术进行标准化，手术效果可能会更好。

其他相关研究和信息

- 其他 3 项试验比较了慢性腰痛的手术和非手术治疗，但方法学质量均不高。对这 3 项试验和 MRC 试验的数据进行荟萃分析得出结论："对于慢性腰痛，手术可能比非结构化的非手术治疗更有效，但未必比结构化的认知行为治疗更有效。随机试验的方法学局限性阻碍了定论的给出。"[4]

- 最近，一种新的外科技术——人工腰椎间盘置换——已被用于治疗慢性腰痛患者。研究表明：与非手术治疗相比，椎间盘置换有轻微改善。但这一微小差异对临床的重要性尚不确定，目前还不清楚手术风险是否超过了这一微小的获益[5-6]。

- 一些试验比较了手术（椎间盘切除术）和非手术治疗严重持续性坐骨神经痛的效果。这些试验显示手术和非手术治疗 1 年后的疗效相当，但手术组改善稍快[7]。

- 美国疼痛协会指南建议，持续 1 年以上伴功能障碍的腰痛患者应被告知手术和非手术治疗方案的风险和益处。因为从长远来看，两种治疗方案可能同样有效，选择哪种方案应由患者自行决定[8]。

总结与启示　与非手术治疗相比，手术治疗对慢性腰痛患者的益处仍不确定。大多数患者在手术和非手术的情况下均有改善。虽然手术对疼痛的控制可能稍有优势，但手术治疗也有风险。因此，非常有必要对这一课题开展进一步的研究。

临床案例｜慢性腰痛

▶ **病史**　男性，48 岁，腰痛数年，考虑行腰椎融合术。患者的腰痛症状逐渐加重，造成明显困扰，但并未妨碍其工作能力。患者否认虚弱，否认肠道或膀胱功能障碍，非甾体抗炎药可部分缓解疼痛。

体格检查：患者肥胖（BMI 为 33 kg/m^2）。神经系统检查正常，直腿抬高试验显示其腰背部疼痛未放射到膝盖以下。

患者询问你是否要做手术。患者对"开刀"感到焦虑，但如果你认为手术对他有帮助，他也愿意去做。根据 MRC 脊柱稳定试验的结果，你应该如何建议？

▶ **参考答案** 手术治疗慢性腰痛的疗效仍不确定。虽然现有的试验表明，与非手术治疗相比，手术可能使疼痛略有缓解，但获益似乎很小。此外，手术治疗也有风险。基于这些原因，应告知患者手术和非手术治疗的风险和益处，利用这些信息，患者选择最符合个人需求的治疗方案。

本例患者有慢性腰痛，但症状似乎并未使其躯体功能减弱，且症状还可能随着体重的减轻而改善。此外，患者对手术感到焦虑。因此，目前并不建议患者选择手术。

但如果患者症状加重，可以考虑选择手术治疗。手术前，应详细告知手术风险和益处。此外，还应告知患者：即使不手术，疼痛症状也可能随着时间的推移而改善。最终由患者自己决定是否手术治疗。

（王丽华 译；雷卫平 审校）

参考文献

[1] Fairbank J, Frost H, Wilson-MacDonald J, et al. Randomised controlled trial to compare surgical stabilization of the lumbar spine with an intensive rehabilitation programme for patients with chronic lower back pain: the MRC spine stabilisation trial. BMJ, 2005, 330(7502):1233.

[2] Fairbank JC, Pynsent PB. The Oswestry disability index. Spine (Phila Pa 1976), 2000, 25:2940–2953.

[3] Taylor S, Frost H, Taylor A,et al. Reliability and responsiveness of the shuttle walking test in patients with chronic lower back pain. Physiother Res Int, 2001, 6:170–178.

[4] Mirza SK, Deyo RA. Systematic review of randomized trials comparing lumbar fusion surgery to nonoperative care for treatment of chronic back pain. Spine (Phila Pa 1976), 2007, 32(7):816–823.

[5] Hellum C, Johnsen LG, Storheim K, et al. Surgery with disc prosthesis vs. rehabilitation in patients with low back pain and degenerative disc: two year follow-up of randomised study. BMJ, 2011, 342:d2786.

[6] Jacobs WC, van der Gaag NA, Kruyt MC, et al. Total disc replacement for chronic discogenic low back pain: a Cochrane review. Spine (Phila Pa 1976), 2013, 38(1):24.

[7] Peul WC, van Houwelingen HC, van den Hout WB, et al. Surgery versus prolonged conservative treatment for sciatica. N Engl J Med, 2007, 356(22):2245–2256.

[8] Chou R, Loeser JD, Owens DK, et al. Interventional therapies, surgery, and interdisciplinary rehabilitation for low back pain: an evidence-based clinical practice guideline from the American Pain Society. Spine (Phila Pa 1976), 2009, 34(10):1066–1077.

41

腹腔镜胆囊切除术术前多模式镇痛分析

事实证明，同时使用局部麻醉药、非甾体抗炎药和阿片类药物对患者非常有效，可以使他们更快地恢复和出院。

——Michaloliakou 等 [1]

研究问题：在接受择期腹腔镜胆囊切除术的患者中，预防性多模式镇痛能否延迟术后疼痛的发作、降低镇痛需求、加快恢复，并促进当天出院？

资金来源：希腊卫生部。

研究发表年份：1996 年。

研究单位：加拿大多伦多大学多伦多医院。

研究对象：美国麻醉医师协会（ASA）分级 I 级和 II 级，年龄 18~60 岁，接受择期腹腔镜胆囊切除术的患者。

排除对象：患有严重心脏、呼吸、肝脏、肾脏或血液系统疾病者，禁忌使用研究药物者，有胃肠道出血史、单胺氧化酶抑制剂治疗史或酗酒史，既往上腹部手术或近期手术史，先前已存在疼痛。

样本量：49 例。

研究概况：见图 41.1。

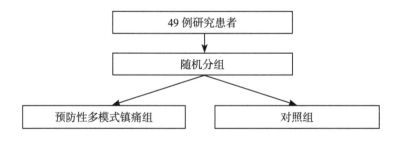

图 41.1　研究设计概况

研究干预：所有患者的术中麻醉管理以及术后疼痛和恶心管理均按照标准化程序操作。诱导前 45 min，治疗组接受肌内注射哌替啶和酮咯酸，而对照组接受 2 次安慰剂肌内注射（生理盐水）。切皮前 10 min，将局部麻醉药（治疗组）或生理盐水（对照组）渗入切口部位的皮肤、穿刺部位覆盖在腹膜上的皮下组织，以及胆囊周围。两组均在手术结束前 20 min 静脉注射甲氧氯普胺（胃复安）。术前及到达和离开麻醉恢复室（PACU）时，以及术后 30 min 和 1 h、2 h、3 h、4 h、10 h、24 h 和 48 h 评估疼痛和恶心。

随访时间：术后 48 h。

研究终点：患者对人、地点和时间恢复定向力的时间，从进入 PACU 到首次使用镇痛药物的时间，达到离开 PACU 标准的时间，使用哌替啶、酮咯酸和茶苯海明的总量以及需要这些药物的患者人数，耐受口服液体和固体食物的时间，肛门排气排便时间，患者能行走的时间，患者出院的时间。

结 果

- 4 名患者因手术并发症被排除在研究分析之外：3 名来自治疗组，1 名来自对照组。两研究组患者在年龄、性别、体重、ASA 分级、基线和诱导前疼痛和恶心评分、手术持续时间以及丙泊酚总剂量方面相似。

- 术中，治疗组接受的芬太尼明显少于对照组（$P < 0.05$）。

- 在到达 PACU 时，与对照组相比，治疗组有更多的患者没有疼痛（57% *vs.* 4%），疼痛的严重程度降低了 60%。直至术后 24 h，治疗组在所有测量间隔的疼痛评分均显著低于对照组。

- 术后，治疗组中需要哌替啶或酮咯酸的患者明显减少，使总平均镇痛药物使用剂量降低。治疗组首次请求镇痛的时间为 6 h，对照组为 20 min。

- 对照组中有 4 名患者在 PACU 接受静脉注射哌替啶治疗疼痛后出现 SpO_2 < 92% 的情况，并需要增加使用吸氧。

- 与对照组相比，治疗组的 PACU 停留时间和首次坐起、进食和下床走动的时间显著缩短。

- 在治疗组患者中，90.5% 的患者出院时能够自己走动，而对照组患者的相应比例为 70.8%。治疗组在 48 h 时的功能性活动显著高于对照组（$P < 0.05$）。

评价与局限性：本研究仅适用于纳入的一小部分患者（年龄在 18~60 岁、接受择期腹腔镜胆囊切除术的 ASA Ⅰ 级和 Ⅱ 级患者）。这项研究是在 2001 年美国食品药品监督管理局（FDA）发布氟哌利多黑盒警告之前进行的。

其他相关研究和信息

· 使用区域或椎管内阻滞（硬膜外麻醉）作为多模式镇痛的一部分，可减少对手术应激的神经体液反应[2]。

· 加速康复外科（ERAS）方案是多模式围手术期护理途径，旨在改善手术后的结局，其关键要素是术前咨询、优化营养、多模式镇痛和早期活动。有大量证据表明，ERAS方案在缩短住院时间和降低成本的同时改善了疗效[3]。

· ASA的围手术期急性疼痛管理实践指南建议尽可能采用多模式疼痛管理技术。"除非有禁忌证，否则患者应接受非甾体抗炎药、环氧合酶-2（COX-2）抑制剂或对乙酰氨基酚的全天候治疗。应考虑使用局部麻醉药进行局部阻断。"[4]

总结与启示　这项随机、双盲研究证明了术前多模式镇痛对术后恢复和出院的益处。

临床案例 | 多模式镇痛

▶ **病史**　一名52岁女性结肠癌患者行开腹全结肠切除术。患者肥胖（BMI为 $37kg/m^2$），患有阻塞性睡眠呼吸暂停。考虑到患者的既往史和计划的手术方式，应该如何管理患者的疼痛，以优化围手术期镇痛并促进康复？

▶ **参考答案**　应采用多模式镇痛，并尽量减少长效苯二氮䓬类药物和阿片类药物的使用。患者应在术前进行区域或椎管内阻滞（硬膜外麻醉）。术中，除非有禁忌证，否则多模式镇痛策略可以使用氯胺酮、对乙酰氨基酚、非甾体抗炎药和短效静脉麻醉药（如果需要）。术后，应优化区域或椎管内阻滞（硬膜外麻醉）镇痛，并辅以阿片类药物的多模式方案。

（徐鹏 译；雷卫平 审校）

参考文献

[1] Michaloliakou C, Chung F, Sharma S. Preoperative multimodal analgesia facilitates recovery after ambulatory laparoscopic cholecystectomy. Anesth Analg, 1996, 82(1):44–51.

[2] Kehlet H, Holte K. Effect of postoperative analgesia on surgical outcome, Br J Anaesth, 2001, 87(1):62–72.

[3] Stone AB, Grant MC, Pio Roda C, et al. Implementation costs of an Enhanced Recovery After Surgery Program in the United States: a financial model and sensitivity analysis based on a experiences at a quaternary academic medical center.J Am Coll Surg, 2016, 222(3):219–225.

[4] American Society of Anesthesiologists Task Force on Acute Pain Management. Practice guidelines for acute pain management in the perioperative setting: an updated report by the American Society of Anesthesiologists Task Force on Acute Pain Management. Anesthesiology, 2012, 116(2):248–273.

第7部分

区域麻醉
Regional Anesthesiology

42

椎管内阻滞与术后死亡率和并发症发生率

　　椎管内阻滞可降低术后死亡率、减少严重并发症。但对这些获益的程度仍不确定，需进一步的研究来明确这些影响是仅由椎管内阻滞带来，还是部分是由于避免了全身麻醉。然而，这些发现支持更广泛地使用椎管内阻滞技术。

——Rodgers 等 [1]

研究问题：硬膜外或脊髓麻醉等椎管内阻滞对术后并发症发生率和死亡率有何影响？

资金来源：新西兰健康研究委员会和新西兰 Astra 疼痛研究中心。

研究发表年份：个体试验的结果发表于 20 世纪 70 年代、80 年代和 90 年代。该综述发表于 2000 年。

研究地点：新西兰奥克兰大学。

研究对象：该系统性综述检视了所有随机分组为术中椎管内阻滞（硬膜外或脊髓麻醉）或无椎管内阻滞的试验，这些试验的数据在 1997 年 1 月 1 日之前可用。

排除对象：在 158 项可能符合条件的试验中，共有 17 项试验被排除：10 项试验因为是准随机的（如根据出生日期分组），6 项试验因为并非所有参与者均进行了随机分组，还有 1 项试验是因为各组在肝素治疗和麻醉技术方面存在差异。

样本量：141 项试验中的 9559 名患者。

研究概况：见图 42.1。

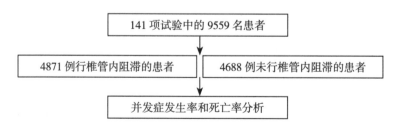

图 42.1　研究设计概况

研究干预： 使用多个电子数据库进行计算机搜索。采用标准数据收集表记录每项试验的细节（设计、干预措施、患者特征和事件）。两名评审员独立记录了每项研究的已发表结果，第三名评审员比较了两组数据收集表，并通过讨论解决了所有相关的差异。联系个体试验的作者，以核实数据并获得其他未发表的信息。

随访时间： 对于有随访数据的 56 项试验，平均随访时间为术后 62 d。

研究终点： 全因死亡率和并发症发生率（深静脉血栓形成、肺栓塞、心肌梗死、输血需求、肺炎、其他感染、呼吸抑制和肾衰竭）。

结　果

· 接受椎管内阻滞患者的总死亡率降低了 1/3（OR=0.70，95% CI=0.54~0.90，P=0.006）。无论术后是否继续进行椎管内阻滞，死亡率都会降低。

· 在随机分组后 30 d 内的 247 例死亡中，162 例获得了明确诊断（其中 73 例是由于肺栓塞、心脏事件或卒中，50 例是由于感染，39 例是由于其他原因）。

· 评估亚组效应的能力有限，成比例的死亡率降低在不同的手术类型或椎管内阻滞类型（硬膜外或脊髓阻滞）中并无变化；但与单独采用椎管内阻滞的试验相比，在那些联合使用全身麻醉与椎管内阻滞的试验中，死亡率成比例降低的情况也未发生变化。

· 椎管内阻滞可使深静脉血栓形成的概率降低 44%、肺栓塞的概率降低 55%、需要输血的概率降低 50%、肺炎的概率降低 39%、呼吸抑制的概率降低 59%（所有 P < 0.001）。

· 心肌梗死和肾衰竭的发生率有所降低，但"对心肌梗死无影响和风险减半"的置信区间及"对肾衰竭无影响和风险降低 2/3"的置信区间基本一致。

评价与局限性： 虽然这篇系统性综述的作者尽力获得高质量的数据，但依然可能遗漏了一些结果。包括心肌梗死和肾衰竭在内的几种结局的置信区间都很宽。分析中所纳入的研究没有一项能够单独检测到使用椎管内阻滞在临床上显著降低了死亡率，因此这可能是先前的个体试验得出椎管内阻滞对死亡率没有影响的主要原因。

其他相关研究和信息

· 2014 年发表的一项对 125 项试验的系统综述和荟萃分析，研究了在全身麻醉中加入硬膜外镇痛是否会降低术后并发症发生率和死亡率。硬膜外镇痛显著降低了并发症发生风险（房颤、室上性心动过速、深静脉血栓形成、呼吸抑制、肺不张、肺炎、肠梗阻及术后恶心和呕吐），并促进了肠功能的恢复。然而，6.1% 的患者发生了椎管内阻滞相关并发症，硬膜外镇痛显著增加了患者低血压、瘙痒、尿潴留和运动阻滞的风险 [2]。

· 2016 年发表的一项系统性综述纳入了 14 项随机对照试验，比较了成人择期开胸手术的椎旁阻滞和胸段硬膜外阻滞，并检测了镇痛效果、严重和轻微并发症的发生率、住院时长和成本 – 效益。与胸段硬膜外阻滞相比，椎旁阻滞降低了轻微并发症（低血压、恶心呕吐、瘙痒和尿潴留）的风险。在控制急性疼痛方面，椎旁阻滞和胸段硬膜外阻滞一样有效。30 d 死亡率、严重并发症或住院时长两组无差异，有关慢性疼痛和费用的数据不足 [3]。

总结与启示　该系统性综述表明，椎管内阻滞可广泛降低患者的并发症发生率、减少术后并发症，且与手术类型、椎管内阻滞技术的选择或是否采用全身麻醉无关。

临床案例 | 硬膜外镇痛

▶ **病史**　一名 67 岁女性因腹部肿瘤接受开腹手术。患者有中度慢性阻塞性肺疾病，既往有使用麻醉药物后恶心呕吐史。患者担心术后疼痛。椎管内阻滞对该患者有何益处？

▶ **参考答案**　从保护呼吸和减轻恶心的角度来看，全身麻醉联合硬膜外镇痛对该患者是有益的，因为椎管内阻滞已被证明可以减少术后并发症，如呼吸抑制和术后恶心呕吐。如果使用得当，硬膜外镇痛可辅以多模式非麻醉性镇痛药，如对乙酰氨基酚或非甾体抗炎药。

（徐鹏 译；卢鑫磊 审校）

参考文献

[1] Rodgers A, Walker N, Schug S, et al. Reduction of postoperative mortality and morbidity with epidural or spinal anaesthesia: results from overview of randomised trials. BMJ, 2000, 321(7275):1493.

[2] Pöpping DM, Elia N, Van Aken HK, et al. Impact of epidural analgesia on mortality and morbidity after surgery: systematic review and meta-analysis of randomized controlled trials. Ann Surg, 2014, 259(6):1056–1067.

[3] Yeung JH,Gates S,Naidu BV,et al.Paravertebral block versus thoracic epidural for patients undergoing thoracotomy. Cochrane Database Syst Rev, 2016, 2:CD009121.

43

高危大手术患者的硬膜外阻滞与镇痛

> 许多接受腹部大手术的高危患者，将从术中全身麻醉联合硬膜外阻滞及术后持续硬膜外镇痛中显著获益，包括改善镇痛、减少呼吸衰竭、降低出现严重不良后果的风险。
>
> ——Rigg 等[1]

研究问题：与其他镇痛方案相比，高危大手术患者应用术中硬膜外阻滞和术后镇痛能否减少不良结局？

资金来源：澳大利亚和新西兰麻醉学会，西澳大利亚卫生署，澳大利亚健康和医学研究委员会。

研究起始时间：1995 年。

研究发表时间：2002 年。

研究地点：来自 6 个国家和地区的 25 所医院（中国香港、马来西亚、澳大利亚、沙特阿拉伯、新加坡、泰国）。

研究对象：接受择期非腹腔镜腹部或胸部手术（心脏和肺部手术除外）的高危患者，手术持续时间 > 1 h，术前具有 ≥ 1 项以下特征：病态肥胖、糖尿病、慢性肾衰竭、呼吸功能不全、严重肝细胞疾病、近期心脏疾病（心力衰竭、心肌梗死或过去 2 年内有记录的心肌缺血），手术当日年龄 ≥ 75 岁加上至少 2 项显著危险因素（严重呼吸系统疾病、心律失常、高血压、中度肥胖、虚弱、任意时间发生的心肌梗死）。

排除对象：年龄 < 18 岁的患者，入院后 12 h 内接受手术的患者，以及有硬膜外穿刺禁忌的患者（脓毒症、硬膜外穿刺部位感染、凝血功能异常、精神状态异常或神经系统障碍）。

样本量：915 例。

研究概况：见图 43.1。

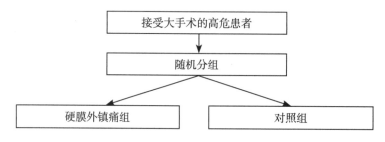

图 43.1 研究设计概况

研究干预： 该随机对照试验为参与中心提供围手术期管理方案，包括麻醉前用药、硬膜外穿刺位置、术中及术后硬膜外局部麻醉药和阿片类药物的使用、术中监测、全身麻醉诱导与维持、输血和输液、核心温度及心肺功能的优化、拔管标准和术后即时管理。所有患者均进行全身麻醉。硬膜外镇痛组在麻醉诱导前行硬膜外穿刺置管（由主管麻醉医生选择部位来完成），以匹配计划的切口和术后镇痛。术后镇痛持续 72 h，包括持续输注布比卡因或罗哌卡因，并补充哌替啶或芬太尼。对照组接受患者自控或医生控制的阿片类药物输注用于术后镇痛，并辅以直肠给予和口服非甾体抗炎药、口服阿片类药物和对乙酰氨基酚。

随访时间： 术后 30 d。

研究终点

· 主要结局指标：术后死亡、呼吸衰竭、心血管事件、肾衰竭、胃肠衰竭、肝衰竭、血液系统衰竭、炎症、脓毒症以及死亡的复合性终点，或至少出现一个终点事件。

· 次要结局指标：术中的血流动力学表现（心率的最快和最慢值，收缩压的最高和最低值），由视觉模拟量表（VAS）评估的术后疼痛评分。

结　果

· 随机分组后，共有 27 例患者因取消手术或手术流程不合格而被排除，888 例患者（硬膜外镇痛组 447 例，对照组 441 例）被纳入意向治疗分析。33% 的对照组和 26.5% 的硬膜外镇痛组患者出现了 ≥ 2 项符合本研究规定的危险因素（P=0.04）。

· 在进行意向治疗分析的 447 例硬膜外镇痛患者中，225 例完全符合方案（违反方案的情况包括离开手术室前或术后 72 h 前拔除硬膜外置管、术后硬膜外置管或无法放置导管）。在 441 例被分配到对照组的患者中，19 例患者在术前或术后 72 h 内使用了硬膜外镇痛。

· 术中硬膜外阻滞显著降低了最大心率和最高收缩压。

· 术后第 1 天休息时及术后第 1~3 天咳嗽时，硬膜外镇痛组的术后 10 cm VAS 疼痛评分明显低于对照组。

· 在主要研究终点方面，与对照组相比，硬膜外镇痛组的呼吸衰竭显著减少（需治疗的人数 =15）；硬膜外镇痛组患者呼吸衰竭的发生率为 23%，对照组为 30%（P=0.02）。

· 两研究组间的死亡率或死亡率和并发症发病率的复合性结局无显著差异（硬膜外镇痛组为 57.1%，对照组为 60.7%）。一项"接受治疗分析"重新分配了患者，即：使对照组患者接受硬膜外镇痛，而硬膜外镇痛组患者不接受镇痛，并得出了相似的结果。

评价与局限性： 治疗分配无法设盲。因硬膜外导管置入或取出的时机问题，使很大一部分患者违反了研究方案。如果高危患者硬膜外镇痛相关的真正获益为 3.6%，那么该研究的规模缺乏检测出这种差异具有统计学意义的效能。

其他相关研究和信息

· 一项综述对 15 个随机对照研究进行了回顾，比较了在择期开放性腹主动脉手术中采用硬膜外镇痛和全身使用阿片类药物镇痛的效果，发现与使用全身性阿片类药物镇痛相比，硬膜外镇痛提供了更好的疼痛管理，减少了心肌梗死的发生率、气管插管拔管时间、术后呼吸衰竭、胃肠道出血，以及 ICU 入住时长。术后 30 d 死亡率无显著差异[2]。

总结与启示 这项多中心随机试验表明，在接受大手术的高危患者中，采用硬膜外阻滞和术后镇痛可以改善疼痛控制，减少术后呼吸并发症。对总体并发症或死亡率的显著影响未被证实。

临床案例 | 高危患者行腹部大手术

▶ **病史** 一名 67 岁的男性需要进行剖腹探查手术以切除胃肠道肿瘤。患者患有慢性阻塞性肺疾病，偶尔在家中吸氧。此外，其体型肥胖（BMI 为 38kg/m^2），并患有糖尿病，采用口服降糖药治疗。患者偶尔在家服用羟考酮治疗骨关节炎引发的疼痛，这限制了他的功能状态。考虑到患者的病史和计划的手术，其术中和术后疼痛管理计划应该包括什么？

▶ **参考答案** 该患者术后出现心肺并发症的风险很大。硬膜外阻滞将有利于多模
式镇痛,以优化患者的术后肺功能。

（杨岳 译；卢鑫磊 审校）

参考文献

[1] Rigg JR, Jamrozik K, Myles PS, et al. Epidural anaesthesia and analgesia and outcome of major surgery: a randomised trial. Lancet, 2002, 359(9314):1276–1282.

[2] Guay J, Kopp S. Epidural pain relief versus systemic opioid-based pain relief for abdominal aortic surgery. Cochrane Database Syst Rev, 2016, 1:CD005059.

44

神经刺激器引导下多点注射技术在上下肢神经阻滞中的应用

> 采用神经刺激器引导的多点注射技术在成功进行神经阻滞时，可使高达 94% 的患者局麻药物的用量少于常规阻滞，且刺激针的退出和重新定向不会增加神经损伤的发生率。
>
> ——Fanelli 等[1]

研究问题：采用神经刺激器引导下多点注射技术进行周围神经阻滞，其失败率、患者接受度、局麻药液有效量和神经系统并发症的发生率是多少？

资金来源：意大利麻醉、镇痛与重症监护学会，意大利米兰圣·拉斐尔医疗交流国际研究中心。

研究起始时间：1993 年。

研究终止时间：1999 年。

研究地点：意大利的 28 所医院。

研究对象：所有同意接受周围神经阻滞的上肢或下肢手术的患者。

排除对象：有神经病变或糖尿病病史的患者，接受涉及神经结构的外科手术的患者，不同意参加研究的患者。

样本量：3996 例。

研究概况：见图 44.1。

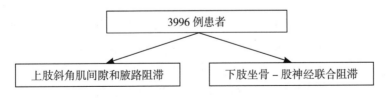

图 44.1　研究设计概况

研究干预：为麻醉医生提供数据收集和神经阻滞操作的标准化指导。采用多点注射技术，选择 3 种可用的局麻药液中的 1 种，进行腋路、斜角肌间隙臂丛神经阻

滞或坐骨 – 股神经联合阻滞。注射前口服安定或肌内注射氟哌利多。所有阻滞均使用聚四氟乙烯涂层斜面短针，在神经刺激器引导下进行，频率设置为 2 Hz，刺激电流初始设置为 1 mA，逐渐降低到 < 0.5 mA。出现感觉异常是有意寻找到了神经，如果出现非有意引出的感觉异常，则不注射麻醉剂，拔针，重复该过程。在神经阻滞期间，通过适当的肌肉抽搐反应来确认正确的针尖位置。每种局麻药的用量均未超过推荐总剂量。术中不常规给予镇静。如果需要补充神经阻滞或全身麻醉来完成手术，则认为神经阻滞失败。

随访时间： 3 个月。

研究终点

- 主要结局指标：阻滞失败率、患者接受度、局麻药的有效剂量以及神经系统并发症发生率。

- 次要结局指标：使用血管收缩剂，出现非有意引出的感觉异常，局麻药的全身不良反应（指局麻醉药中毒），手术时长以及止血带充气时长和压力。

结　果

- 在 3996 例周围神经阻滞中，臂丛阻滞 1821 例（46%），坐骨 – 股神经联合阻滞 2175 例（54%）。上肢阻滞中 1650 例（42%）为腋路阻滞，171 例（4%）为斜角肌间隙阻滞。

- 无局麻药中毒等全身不良反应。注射的局麻药类型与神经功能障碍之间无关联。

- 3 种神经阻滞的平均失败率为 7%。

- 接受坐骨 – 股神经联合阻滞的患者对手术的接受程度较差，与腋路和斜角肌间隙阻滞相比，阻滞时患者的不适感更强。如果患者接受其他手术治疗，仅 74% 的患者会要求采用同样的麻醉方式，主要原因是周围神经阻滞带来的不适感。

- 69 例（1.7%）患者在术后第 1 个月内出现神经功能障碍，68 例患者在 3 个月内完全恢复。1 例患者术后神经功能恢复需 25 周，术后 3 个月电生理评估显示其有股神经分布区域周围神经病变的轻度体征。

- 15% 的患者在阻滞期间发生了非有意引出的感觉异常（臂丛阻滞比坐骨 – 股神经联合阻滞更常见），但与术后神经系统并发症无关。

- 神经功能障碍发生率在斜角肌间隙阻滞组高于腋路阻滞组（$P < 0.005$），而臂丛阻滞组与坐骨 – 股神经联合阻滞组无显著差异。

- 在单因素分析中，只有神经阻滞类型和止血带充气压力与术后神经功能障碍的发生有关。在多因素回归分析中，只有止血带充气压力与一过性神经损伤的风险增加有关（< 400 mmHg 与 > 400 mmHg 相比：OR=2.9，95% CI=1.6~5.4；$P < 0.001$ ）。

评价与局限性：本研究缺乏对照组接受"固定针"阻滞技术或其他用于针尖位置确认的技术（如超声），因此，可能无法知道与其他方法相比结果会如何。阻滞期间未记录肌肉抽搐的次数，因此无法与结局进行关联。神经功能仅通过体格检查进行评估，仅有 1 例患者因神经功能障碍 > 3 个月进行了电生理检查。麻醉医生对术后患者进行评估时没有采用盲法。

其他相关研究和信息

- 对于腋路神经阻滞，与感觉异常诱导相比，神经刺激定位的成功率更高、起效快。感觉异常诱导组穿刺到静脉的频率较高 [2]。
- 感觉异常可以在没有神经刺激引发运动反应的情况下发生，缺乏运动反应并不排除注射针触碰到感觉神经的可能 [3]。
- 使用超声确认针尖的位置现在是常见做法。研究表明：超声在周围神经阻滞操作中的应用降低了并发症发生率，提升了阻滞质量，缩短了操作时间，起效更快 [4]。

总结与启示　在周围神经阻滞过程中，使用神经刺激器的多点注射技术成功率高，短暂性神经系统并发症的发生率 < 2%。止血带充气压力升高与短暂性神经损伤的风险增加有关。然而，如果再进行其他手术，只有 74% 的患者会要求同样的麻醉操作，这主要是由于周围神经阻滞期间的不适感所致。

临床案例　**术前周围神经阻滞**

▶ **病史**　一名 45 岁的女性需要进行下肢手术，术前进行坐骨 – 股神经联合阻滞。患者患有病态肥胖和阻塞性睡眠呼吸暂停，尽管她对疼痛的耐受性较低，并且害怕注射针，但她已经同意在神经阻滞麻醉下进行手术。考虑到患者的身体状况和对疼痛的担忧，该如何进行周围神经阻滞？

▶ **参考答案**　如果在手术过程中需要深度镇静和术后镇痛，考虑到患者的身体状况和可能的气道问题，成功的周围神经阻滞是理想的麻醉选择。鉴于该患者疼痛耐受性低，害怕注射针，且需要两次不同的皮肤穿刺，因此阻滞前应预先使用药物。

应避免诱发其感觉异常，否则会增加患者不适。考虑到患者的身体状况，在超声下确定针尖的位置可能是有益的。使用神经刺激器将进一步帮助进行神经定位，尽管如此，仍有可能在不引起运动反应的情况下诱发感觉异常。

（杨岳 译；卢鑫磊 审校）

参考文献

[1] Fanelli G, Casati A, Garancini P, et al. Nerve stimulator and multiple injection technique for upper and lower limb blockade: failure rate, patient acceptance, and neurologic complications. Study Group on Regional Anesthesia. Anesth Analg, 1999, 88(4):847–852.

[2] Sia S, Bartoli M, Lepri A, et al. Multiple-injection axillary brachial plexus block: a comparison of two methods of nerve localization-nerve stimulation versus paresthesia. Anesth Analg, 2000, 91(3):647–651.

[3] Urmey WF, Stanton I. Inability to consistently elicit a motor response following sensory paresthesia during interscalene block administration. Anesthesiology, 2002, 96(3):552–554.

[4] Walker KJ, MeGrattan K, Aas-Eng K,et al. Ultrasound guidance for peripheral nerve blockade. Cochrane Database Syst Rev, 2009, 4:CD006459.

第8部分

产科麻醉
Obstetric Anesthesiology

45

产程早期的椎管内镇痛

在产程早期使用椎管内镇痛不会增加剖宫产率，并且相比全身镇痛可以提供更好的镇痛效果，同时缩短分娩时间。

——Wong 等[1]

研究问题： 与产程早期使用全身性阿片类药物镇痛相比，椎管内镇痛后的剖宫产率是多少？

资金来源： 美国西北大学费恩伯格医学院麻醉科。

研究开始年份： 2000 年。

研究发表年份： 2005 年。

研究地点： 美国伊利诺伊州芝加哥普伦蒂斯妇女医院。

研究对象： 健康，足月未产妇，自然分娩或自发性胎膜破裂的单胎妊娠，希望椎管内镇痛。

排除对象： 非顶先露，计划引产，存在任何阿片类药物镇痛的禁忌证，宫颈扩张 ≥ 4 cm。

样本量： 750 例。

研究概况： 见图 45.1。

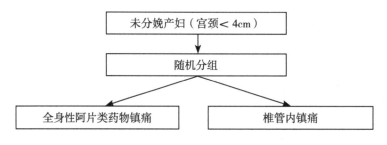

图 45.1 研究设计概况

研究干预： 当受试者首次要求镇痛且宫颈扩张 < 4 cm 时，受试者被随机分为全身性阿片类药物镇痛组（氢吗啡酮 1 mg 静脉注射和 1 mg 肌内注射）或椎管内镇痛

组（鞘内注射芬太尼 25 μg 和硬膜外试验剂量）。当受试者第 2 次要求镇痛时，椎管内镇痛组开始进行硬膜外镇痛。全身镇痛组在受试者宫颈扩张 ≥ 4 cm 或第 3 次要求镇痛时开始镇痛。此后，两组均使用患者自控镇痛，直至完成分娩。在受试者首次和第 2 次要求镇痛时，使用 11 分语言评分（0 代表无疼痛，10 代表最严重的疼痛）对疼痛进行评估。在患者第 2 次要求镇痛时，要求受试者评估从镇痛干预开始以来宫缩时的平均疼痛程度以及恶心呕吐的情况。

随访时间：对患者进行随访直至分娩，包括新生儿 Apgar 评分。

研究终点

- 主要结局指标：分娩方式（剖宫产，器械协助分娩，阴道自然分娩）
- 次要结局指标：剖宫产指征，阴道分娩方式，镇痛质量，是否使用催产素，分娩持续时间，胎儿状态不稳定发生率，新生儿结局。

结　果

- 两组在剖宫产发生率、剖宫产指征、至剖宫产时间方面均无显著差异。两组在私人保险和公共保险以及不同产科服务提供者间均无显著差异。
- 多因素分析显示，镇痛方式不是剖宫产的独立预测因素。
- 两组间器械协助阴道分娩率无显著差异。
- 两组间催产素使用率无显著差异。全身镇痛组催产素最大输注率较高。
- 两组的第二产程持续时间无显著差异。
- 椎管内镇痛组从开始干预至宫颈完全扩张所需的中位时间（295 min *vs.* 385 min，$P < 0.001$）和至阴道分娩（398 min *vs.* 479 min，$P < 0.001$）的中位时间明显短于全身镇痛组。
- 椎管内镇痛组首次干预后的疼痛评分显著低于全身镇痛组（2 *vs.* 6，1~10 分量表；$P < 0.001$）。全身镇痛组首次和第 2 次请求镇痛的间隔明显更长。
- 椎管内镇痛组的恶心严重程度及恶心呕吐发生率均较低。
- 椎管内镇痛组镇痛开始后 30 min 内有更多的患者需要较长时间才能出现心率减缓或发生心率延迟减速，但需要产科干预的胎儿心率变化发生率无差异。
- 与椎管内镇痛相比，全身镇痛后 1 分钟 Apgar 评分 < 7 的发生率明显更高（24% *vs.* 16.7%，$P=0.01$）。

评价与局限性：该研究纳入自然分娩或胎膜自发破裂的单胎妊娠未产妇，因此本研究结果可能不适用于其他群体。该研究未能对患者和医护人员使用盲法。硬膜外镇痛在所有受试者中并不完全一致。该研究没有能力检出两组在剖宫产率方面

的微小差异。

其他相关研究和信息

· 本研究论文在 1 年后被美国妇产科医师学会（ACOG）引用，并写道：ACOG 重申与美国麻醉医师协会联合发表的意见，其中阐明了以下声明——"分娩给许多妇女带来剧烈的疼痛。产妇在具有安全干预手段和医生护理的情况下，经历未经治疗的严重疼痛是不可接受的。在没有医学禁忌证的情况下，产妇的要求是减轻产程中疼痛的充分医学指征。"对增加不必要的剖宫产风险的恐惧不应影响女性在分娩期间选择镇痛的方法 [2]。

总结与启示 本随机试验的结果表明，自然分娩或自发性膜破裂、要求早期镇痛的未产妇可以接受椎管内镇痛，且没有不良后果。与全身阿片类药物镇痛相比，椎管内镇痛并未增加剖宫产的风险，且新生儿娩出后 1 分钟 Apgar 评分＜ 7 分的比率更低。

临床案例｜分娩期硬膜外镇痛

▶ **病史** 一名 27 岁女性，既往体健，G1P0 待产妇。查体见患者宫颈扩张为 4 cm，要求进行硬膜外镇痛。告知患者风险、获益和其他可选镇痛方法后，患者担心硬膜外镇痛会延长产程或增加剖宫产的风险。如何为患者解释这些问题？

▶ **参考答案** 应当为患者解释在产程早期应用硬膜外镇痛不会增加剖宫产率。与全身镇痛相比，硬膜外镇痛可缩短产程。

（杨紫薇 译；卢鑫磊 审校）

参考文献

[1] Wong CA, Scavone BM, Peaceman AM, et al. The risk of cesarean delivery with neuraxial analgesia given early versus late in labor. N Engl J Med, 2005, 352(7):655–665.

[2] Analgesia and Cesarean Delivery Rates. ACOG Committee Opinion No. 339. American College of Obstetricians and Gynecologists. Obstet Gynecol, 2006, 107:1487–1488.

46

产科硬脊膜穿破后头痛：一项荟萃分析

"硬脊膜穿破后头痛"是接受椎管内阻滞产妇的常见并发症。

——Choi 等 [1]

研究问题： 产科人群接受椎管内阻滞后发生硬脊膜穿破后头痛（PDPH) 的频率、发作时间和持续时间如何？

资金来源： 圣·约瑟夫医院麻醉医师研究基金。

研究开始年份： 1999 年。

研究发表年份： 2003 年。

研究单位： 加拿大和美国的 3 家机构。

研究对象： 在接受椎管内阻滞的产科人群中，包含 PDPH 发生频率、发作时间和持续时间等数据的文献。

排除对象： 摘要或重复发表的文献。

样本量： 51 项研究。

研究概况： 见图 46.1。

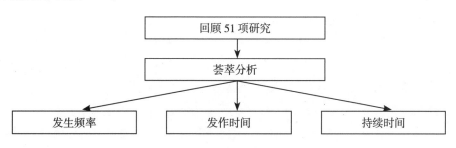

图 46.1 研究设计概况

研究方法： 该荟萃分析结合了既往的产科研究，由两名独立的研究人员从每篇文献中提取出干预类型（硬膜外、蛛网膜下、腰硬联合阻滞）、穿刺针型号、采用硬膜外阻滞时意外穿破硬脊膜（ADP）的次数和频率、PDPH 发生频率和 PDPH 的发作时间及持续时间。

研究终点：使用硬膜外穿刺针时发生 ADP 频率的合并估值，硬膜外针和腰麻针穿刺后出现的 PDPH 频率，PDPH 的发作时间和持续时间。

结　果

- 在硬膜外阻滞中，产科患者在所有类型穿刺针操作下发生 ADP 的合并风险为 1.5%（95%CI=1.5%~1.5%）。当发生穿破硬脊膜后，发展为 PDPH 的风险为 52.1%（95%CI=51.4~52.8%）

- 在蛛网膜下腔阻滞中，PDPH 的发生风险因不同穿刺针类型而异（1.5%~11.2%）。与相同直径的 Quincke 切割针相比，Whitacre 无创针的 PDPH 发生风险较低（25 号针：2.2% *vs.* 6.3%，*P* < 0.001；27 号针：1.7% *vs.* 2.9%，*P*=0.008）。Sprotte 和 Quincke 24 号针在 PDPH 发生风险方面的差异没有统计学意义。

- 在腰硬联合阻滞中，由于使用的针头类型不同，未能将数据合并在一起。

- 在穿破硬脊膜后，PDPH 的发作时间从 < 1 d 至 6 d 不等。在使用蛛网膜下腔阻滞针时 PDPH 的出现时间为穿刺后 1~7 d。在纳入的研究中，数据呈现的异质性妨碍了 PDPH 发病时间的中位数或平均时间的确定。

- PDPH 的持续时间为 12 h 至 7 d。

评价与局限性：这项荟萃分析中的研究在患者随访时间、PDPH 的预防和治疗干预以及每种类型针头的样本量方面各不相同。在各种情况下，前瞻性研究所体现的风险均高于回顾性研究，这意味着在回顾研究中可能报告不足。本研究中没有描述 PDPH 的严重程度，也未对合并后的估值根据操作者技能的不同进行校正。

其他相关研究和信息

- 一项回顾性分析[2]纳入了 1997—2006 年接受椎管内阻滞的 17 198 例产妇，发现不论使用穿刺针还是导管，硬膜外阻滞还是腰硬联合阻滞，27 号还是 29 号蛛网膜穿刺针，以及蛛网膜还是硬膜外置管，PDPH 的发生率均相似（61% *vs.* 52%，*P* > 0.05）。所有头痛在 72 h 内出现。由住院医生和高年资医生操作导致的 ADP 发生率相似，但住院医生相较轮转到产科之前，获得了更多的操作硬膜外阻滞和腰硬联合阻滞的实战经验。

- 一项对 1997—2013 年接受椎管内阻滞的 29 749 例产妇的回顾性分析[3]表明：与发现 ADP 后硬膜外置管相比，硬膜外导管鞘内置入（即置入蛛网膜下腔）至少 24 h 可显著降低 PDPH 的发生率（42% *vs.* 62%，*P*=0.04）。

- 一项 2002—2010 年包含 238 例 ADP 的回顾性分析[4]发现，与不同水平的硬膜外导管置入相比，发生 ADP 后置入鞘内导管可显著降低 PDPH 的发生率（ 37% *vs.* 54%，*P*=0.03 ）。鞘内导管置入后对硬膜外血补丁的需求减少，但差异未达到统计学显著性。

总结与启示　这项荟萃分析发现 PDPH 是一种常见并发症，在硬膜外阻滞中的发生率为 1.5%，穿破硬脊膜时发生率为 52.1%。对于蛛网膜下腔阻滞，PDPH 的发生率因穿刺针的类型而异，从 1.5%~11.2% 不等。该荟萃分析的结论与先前的建议一致，即使用最小直径的无创伤针进行蛛网膜下腔镇痛或阻滞。

临床案例 | **硬膜外分娩镇痛**

▶**病史**　一名 22 岁女性，G1P0，处于产程活跃期，要求硬膜外镇痛。患者身体健康，BMI 为 29 kg/m^2，无椎管内阻滞禁忌证，宫颈扩张为 5 cm。在告知其 ADP 和 PDPH 风险时有哪些重要信息需与患者进行讨论？

▶**参考答案**　按照流程告知患者风险、获益和其他可选择的方法。硬膜外置管期间的 ADP 风险相对较小。值得一提的是，如果发生 ADP，则发生 PDPH 的风险约为 50%。最近的研究表明，在发现 ADP 的情况下，将硬膜外导管穿入鞘内间隙可降低 PDPH 的发生率。应讨论可能的治疗选择，包括是否需要使用硬膜外血补丁。

（杨紫薇 译；卢鑫磊 审校）

参考文献

[1] Choi PT, Galinski SE, Takeuchi L, et al. PDPH is a common complication of neuraxial blockade in parturients: a meta-analysis of obstetrical studies. Can J Anaesth, 2003, 50(5):460–469.

[2] Van de Velde M, Schepers R, Berends N,et al. Ten years of experience with accidental dural puncture and post-dural puncture headache in a tertiary obstetric anaesthesia department. Int J Obstet Anesth, 2008, 17(4):329–335.

[3] Verstraete S, Walters MA, Devroe S,et al. Lower incidence of post-dural puncture headache with spinal catheterization after accidental dural puncture in obstetric patients. Acta Anaesthesiol Scand, 2014, 58(10): 1233–1239.

[4] Kaddoum R, Motlani F, Kaddoum RN,et al. Accidental dural puncture, postdural puncture headache, intrathecal catheters, and epidural blood patch: revisiting the old nemesis. J Anesth, 2014, 28(4):628–630.

第 9 部分

儿科麻醉
Pediatric Anesthesiology

47

诱导过程中父母在场 *vs.* 术前药物镇静

在管理术前儿童和父母的焦虑时，术前口服咪达唑仑比父母在场或不干预更为有效。

——Kain 等[1]

研究问题： 药物干预（术前口服咪达唑仑）或行为干预（父母在场）在减少手术儿童的焦虑方面哪个更有效？

资金来源： 罗氏制药公司和美国国立卫生研究院。

研究开始年份： 1996 年。

研究发表年份： 1998 年。

研究地点： 美国康涅狄格州耶鲁 – 纽黑文儿童医院。

研究对象： 美国麻醉医师协会（ASA）分级为 I 或 II 级，在全身麻醉下进行择期门诊手术的 2~8 岁儿童。

排除对象： 有慢性疾病史、早产或发育迟缓的儿童，以及父母坚持参加特定研究组的儿童。

样本量： 88 例。

研究概况： 见图 47.1。

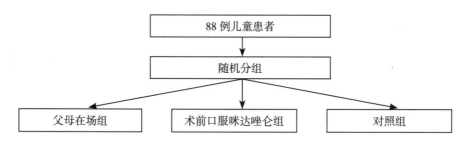

图 47.1 研究设计概况

研究干预： 在这项随机对照研究中，参与者在手术前一晚或手术前 2~7 d 被招募，同时接受术前准备程序。受试者被随机分为 3 组：父母在场组、使用术前药物咪达唑仑组及对照组。对父母在场组给予标准化的指导，由一名家长陪同患儿进入手术室并待到麻醉诱导期。术前用药组，至少在术前 20 min 给予 0.5 mg/kg 咪达唑仑与 10 mg/kg 对乙酰氨基酚糖浆混合口服。对照组儿童在没有预先用药或父母在场的情况下进入手术室。所有诱导由 6 名麻醉医生组成的团队完成。本研究共使用了 8 种行为工具：4 种由父母完成，3 种由观察者完成，1 种由患儿完成。1 名心理学家作为评估者，在术前等待区、与父母分离时、进入手术室时以及麻醉诱导时，使用各种观察工具进行评估。手术后，父母被要求评价他们对护理、麻醉和整体医疗的满意度。手术后 2 周，联系家长填写出院后行为问卷。

随访时间：术后 2 周。

研究终点

- 主要结局指标：围手术期患儿的焦虑程度。
- 次要结局指标：父母的焦虑程度，患儿的依从性，各种麻醉苏醒期评估指标（如疼痛、恶心和呕吐），以及父母的满意度等。

结　果

- 在年龄、性别、性格、应对方式和父母特质焦虑方面，各研究组的基线特征相似。在术前等待区，各研究组儿童的焦虑程度无差异。
- 与父母分离时，术前口服咪达唑仑组患儿的焦虑表现明显低于父母在场组和对照组（$P < 0.02$）。
- 在进入手术室和使用麻醉面罩时，术前使用咪达唑仑组的焦虑程度明显低于家长在场组和对照组。
- 与父母在场组和咪达唑仑组相比，对照组儿童对诱导的依从性较差（定义为诱导依从性检查表评分 > 6 分），对照组、父母在场组和用药组依从性差患儿的占比分别为 25%、17% 和 0，$P=0.013$。
- 3 组在诱导次数、恶心或呕吐率、苏醒时间、术后躁动发生率或术后 2 周不良行为改变方面无显著差异。
- 术前口服咪达唑仑组，患儿与父母分离后焦虑程度低于父母在场组和对照组（$P=0.048$）。
- 在 3 个研究组中，家长对医疗护理的满意度都非常高。

评价与局限性：本研究的发现可能不能推广到临床麻醉中，考虑患儿及其父母的性格特征不同，有选择地提供父母在场陪伴的机会。在分离时、到达手术室时和诱导期间，不可能对父母在场组的观察者进行盲测。用于确定父母满意度的评估

工具可能不够灵敏，无法捕捉到 3 个研究组之间的差异。

其他相关研究和信息

- 2015 年发表的一篇综述 [2] 对 28 项儿童麻醉诱导过程中非药物干预的试验进行了回顾，发现在诱导过程中父母在场并不能减少孩子的焦虑。
- 已对大量儿童麻醉术前用药的方案进行了研究（例如咪达唑仑、氯胺酮、可乐定和右美托咪定）[3-4]。
- 2012 年的一项比较术前鼻内使用右美托咪定和咪达唑仑的研究发现 [5]，这两种药物在减少患儿与父母分离时的焦虑方面同样有效。咪达唑仑相较右美托咪定在面罩诱导中可提供更令人满意的条件（$P < 0.01$），但术后需要镇痛的患者数量较多（$P=0.045$）。

总结与启示 这项随机对照试验表明，与诱导过程中父母在场相比，术前口服咪达唑仑在减少患儿和父母术前焦虑方面更有效。此外，预先用药的患儿对诱导的依从性更高。

临床案例｜术前焦虑

▶ **病史** 一名总体健康的 6 岁男孩来门诊进行骨科手术。患者之前曾在另一家机构因口腔操作接受过两次麻醉，父母称由于分离焦虑"很紧张"和"很痛苦"。在先前的麻醉中不提供术前用药。如何管理该患儿以减少其术前焦虑并提高其诱导依从性？

▶ **参考答案** 考虑到患儿先前的麻醉经历，在诱导前对其使用镇静药物非常有益。可以选择一些药物行术前用药。考虑到是矫形手术，在恢复过程中可能会疼痛，对乙酰氨基酚糖浆中加入咪达唑仑或鼻内使用右美托咪定将提供额外的镇痛效果。如果家长要求在场，且这样做是合理的，陪同患儿进入手术室的家长应接受有关诱导过程的指导和宣教。

（张慧 译；程远 审校）

参考文献

[1] Kain ZN, Mayes LC, Wang SM,et al. Parental presence during induction of anesthesia versus sedative premedication: which intervention is more effective? Anesthesiology, 1998, 89(5):1147–1156, discussion 9A–10A.

[2] Manyande A, Cyna AM, Yip P,et al. Non-pharmacological interventions for assisting the induction of anaesthesia in children. Cochrane Database Syst Rev, 2015, 7:CD006447.

[3] Mitra S, Kazal S, Anand LK. Intranasal clonidine vs. midazolam as premedication in children: a randomized controlled trial. Indian Pediatr, 2014, 51 (2):113–118.

[4] Darlong V, Shende D, Subramanyam MS,et al. Oral ketamine or midazolam or low dose combination for premedication in children. Anaesth Intensive Care, 2004, 32(2):246–249.

[5] Akin A, Bayram A, Esmaoglu A, et al. Dexmedetomidine vs midazolam for premedication of pediatric patients undergoing anesthesia. Paediatr Anaesth, 2012, 22(9):871–876.

48

围手术期儿童并发症发生率和死亡率

　　总体而言，约 40% 的儿童会在术中、恢复室或术后至少经历过一次不良事件。

——Cohen 等 [1]

研究问题：不同年龄儿童的围手术期不良事件的发生率是多少？

资金来源：加拿大国家健康研究发展计划。

研究发表年份：1990 年。

研究地点：加拿大马尼托巴大学温尼伯儿童医院。

研究对象：1982—1987 年 16 岁以下所有接受手术的围手术期儿科麻醉数据。

样本量：29 220 例麻醉。

研究概况：见图 48.1。

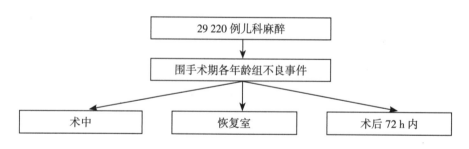

图 48.1 研究设计概况

研究干预：本研究使用收集的 1982—1987 年 29 220 例麻醉的数据，分析 5 个年龄组儿童——1 个月、1~12 个月、1~5 岁、6~10 岁和 11~16 岁——围手术期不良事件的发生率。负责照顾患者的儿科麻醉医生为每个病例填写了一份核对表。一名指定的审查员检查了所有表格和医院图表，以确定术中、恢复室和术后的不良反应。对于住院患者，如果可能，则对儿童和家长进行访谈，以评估满意度和术后关注的问题。在数据处理前，将核对表交回主管麻醉医生做最后审查；随访信息与计费同时完成，从而实现良好的依从性。使用了一致的研究变量定义。通

过回顾和比较 140 个随机数据库记录与医院图表进行了审核，发现数据库中有关
围手术期事件的信息编码可靠。将数据分为 3 个时间段 :1982—1983 年、1984—
1985 年和 1986—1987 年。

随访时间： 术后 72 h。

研究终点： 术中和恢复室事件——心律失常、低血压、体温过低、喉痉挛、支气
管痉挛、药物事件和大出血。术后事件——肌肉疼痛、牙齿损伤、体位损伤、眼
损伤、呼吸和心血管事件、高热、肝或肾异常、动脉管路并发症（过度瘀伤或脉
搏丧失）、意识问题和手术事件（大出血、返回手术室）。

结　果

- 大多数患者（74%）没有合并基础疾病，美国麻醉医师协会（ASA）身体
  状态评估为Ⅰ级或Ⅱ级（95%）。大多数病例为择期手术（89%）和住院
  （55%）患者，手术时间 < 1 h（52%）。主要手术类别为眼、耳鼻喉和
  肌肉骨骼手术。大多数病例采用血压、心电图和心前 / 食管听诊器进行监
  测。96% 的病例使用氧化亚氮（N_2O），91% 的病例使用氟烷。

- 新生儿颅内、腹腔内或主要血管 / 心脏手术的年龄特异性手术率最高，且
  患儿更有可能处于 ASA Ⅲ ~ Ⅴ级。

- 约 9% 的病例至少发生一次术中事件。新生儿的术中死亡率和不良事件发
  生率最高（呼吸系统事件最常见）。1~12 个月大的婴儿术中事件最少。
  心律失常是 1~10 岁儿童最常见的术中事件。

- 在恢复室，新生儿心脏停搏和不良事件的发生率最高，呼吸事件和体温
  变化最常见。对于婴儿来说，恢复室并发症的发生率很低，最常与呼吸
  系统有关。1~5 岁儿童和青少年呼吸道事件发生率高。青少年组还表现出
  高呕吐率（约为 30%）。

- 对 22 760 例患者（占所有麻醉的 78%）术后 72 h 的数据进行了回顾。新
  生儿、婴儿及年龄稍大儿童未发生术后不良事件的占比分别为 62%、81%
  和 59%。术后 72 h 期间，新生儿发生了最多的重大术后事件（定义为危
  及生命或具有潜在持久并发症）。新生儿最常见的术后事件是呼吸和心血
  管事件。婴儿最常见的则是呕吐、呼吸和体温事件。对于年龄稍大的患
  儿来说，恶心和呕吐最常见，且更容易出现咽喉痛、头痛和肌肉疼痛。

- 尽管发生了上述围手术期不良事件，但很少有家长对麻醉不满（发生率
  约为 4/1 万次麻醉）。

- 总体而言，约 40% 的儿童至少经历了一次围手术期不良事件。在 6 年的

研究中，术后事件的发生率有所下降。

评价与局限性：该研究没有尝试区分引起不良事件的原因是手术操作还是麻醉。年龄稍大患儿的某些术后事件(咽喉痛、头痛和肌肉痛)发生率较高，可能是因为年龄较小的儿童无法表达这些症状。一个事件是否被认为是重要的，取决于填写表格的人的解释，一些小事件可能被低估了。新生儿患者在新生儿重症监护室接受常规护理，因此，在这种具有更高水平护理和观察的环境下可能会使更多的围手术期不良事件被发现。用于数据收集的表格创建于 20 世纪 70 年代，因此可能无法反映出业内在知识、监测或治疗方面的进步。心律失常的高发生率可能是继发于氟烷，氟烷现已不做常规使用。在研究期间的术中监测不包括常规使用脉搏血氧仪或二氧化碳监测。术后呕吐率很高，但患者没有使用止吐药，且正在接受的手术本身就具有较高的术后恶心和呕吐风险（对此人们目前已明确知晓）。

其他相关研究和信息

- 最近的一项前瞻性研究 [2] 分析了 24 165 例麻醉，报道了麻醉期间 724 例不良事件（3%）和恢复室 1105 例不良事件（5%）。呼吸事件占术中事件的 53%，在婴儿、耳鼻喉手术、气管插管的儿童和 ASA 身体状态为 Ⅲ ~ Ⅳ 级的儿童中更为常见。心脏事件占术中事件的 12.5%，主要发生在 ASA 分级为 Ⅲ ~ Ⅳ 级的儿童中。在恢复室中，呕吐是最常见的不良事件，特别是对于年龄较大的儿童和耳鼻喉手术后。

- 对 1993 年 ASA 已结案索赔项目的分析显示 [3]，与成人索赔相比，已结案的儿科医疗事故索赔中与呼吸事件相关的比例更高（43% *vs.* 30%，$P \leqslant 0.01$）。

- 儿科围手术期心脏停搏登记（POCA）[4] 分析了 1994—1997 年的 289 例病例，发现其中 150 例（52%）与麻醉有关，每 1 万例麻醉中心脏停搏的发生率为（1.4 ± 0.45）例（$\bar{x} \pm s$），死亡率为 26%。麻醉相关性心脏停搏最常见于有严重基础疾病的患者和年龄 < 1 岁的患者。

- 2007 年 POCA 发布了一份更新报告 [5]，回顾了 1998—2004 年的案例，发现 193 例心脏停搏（49%）与麻醉有关。心血管原因最常见（41%），失血引起的低血容量和输血引起的高钾血症是最常见的可识别原因。在引发心脏停搏的呼吸系统原因（27%）中，喉痉挛引起的气道阻塞最常见。

总结与启示 这是一项大型研究，提供了儿童围手术期不良事件发生率的估值。研究表明，几乎一半的儿童经历了某种围手术期并发症。

临床案例 | 儿童围手术期并发症

▶ **病史** 一名16岁的女孩因阑尾炎将行腹腔镜阑尾切除术。在术前评估时，家长询问麻醉的风险和围手术期并发症的发生率。

▶ **参考答案** 考虑到患者的年龄和手术，对术后发生恶心、呕吐和气管内插管引起的咽喉痛等事件的可能性应予以解释。在获得知情同意时，应包括对心肺事件等罕见并发症的说明。

（张慧 译；程远 审校）

参考文献

[1] Cohen MM, Cameron CB, Duncan PG. Pediatric anesthesia morbidity and mortality in the perioperative period. Anesth Analg, 1990, 70(2):160–167.

[2] Murat I, Constant I, Maud'huy H. Perioperative anaesthetic morbidity in children: a database of 24,165 anaesthetics over a 30-month period. Paediatr Anaesth, 2004, 14(2):158–166.

[3] Morray JP, Geiduschek JM, Caplan RA, et al. A comparison of pediatric and adult anesthesia closed malpractice claims. Anesthesiology, 1993, 78(3):461–467.

[4] Morray JP, Geiduschek JM, Ramamoorthy C, et al. Anesthesia-related cardiac arrest in children: initial findings of the Pediatric Perioperative Cardiac Arrest (POCA) Registry. Anesthesiology, 2000, 93(1):6–14.

[5] Bhananker SM, Ramamoorthy C, Geiduschek JM, et al. Anesthesia-related cardiac arrest in children: update from the Pediatric Perioperative Cardiac Arrest Registry. Anesth Analg, 2007, 105(2):344–350.

49

CRIES：新生儿术后疼痛评分

> 我们已经证明，CRIES 评分是一种有效、可靠、接受度很高的工具，易于记忆和使用。
>
> ——Krechel 等 [1]

研究问题： CRIES 评分是评估新生儿术后疼痛的有效可靠方法吗？

研究发表年份： 1995 年。

研究地点： 美国密苏里 – 哥伦比亚大学。

研究对象： 手术后入住新生儿 ICU 或儿科 ICU 的婴儿。

样本量： 24 例。

研究概况： 见图 49.1。

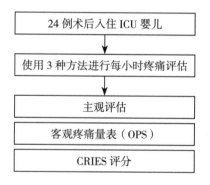

图 49.1 研究设计概况

研究干预： 手术后，由两名护士每小时对 ICU 婴儿进行一次评估，评估方法有 3 种：主观评估、客观疼痛量表（OPS）和 CRIES 评分。主观评估是基于护士对婴儿是否疼痛的主观评价。OPS 是在言语前儿童中进行开发和验证的疼痛量表，评估了运动、烦躁、肢体语言、哭泣和血压。CRIES 评分（表 49.1）综合了通常与新生儿疼痛相关的生理和行为参数。在两名护士每小时进行一次评估后，将结果显示给第三名护士，该护士被指定为一致性评估者。主观评价为"是"或 OPS 或 CRIES 评分＞6 分被视为按医嘱进行镇痛的指征。为了测试判别的有效性，从数据中提取给予镇痛药时和给药 1h 后的 OPS 和 CRIES 评分并进行分析。

表 49.1 CRIES 评分 *

变量	0 分	1 分	2 分
哭泣	无	尖锐	无法抚慰的大哭
需吸氧以维持血氧饱和度＞95%	无	吸氧浓度＜30%	吸氧浓度＞30%
生命体征改变	血压和心率≤术前	血压或心率升高，但＜术前的 20%	血压或心率升高，＞术前的 20%
表情	无	鬼脸痛苦面容	鬼脸痛苦面容 / 咕哝
不睡觉	无	频繁醒来	持续清醒

* 密苏里–哥伦比亚大学开发的新生儿疼痛评估工具。版权为 S.Krechel（医学博士）和 J.Bildner（呼吸科注册护士认证，RNC；临床专科护士，CNS）所有

随访时间： 术后 72 h。

研究终点： CRIES 评分与主观评估和 OPS 相比的有效性和可靠性，CRIES 与 OPS 的护理人员选择偏好。

结　果

· 患儿月龄为 32~60 周（平均为 44 周），在接受不同外科手术（如神经外科、胃肠道和心血管手术）后入住 ICU。评估时间取决于手术，范围在术后 24~72 h。共进行了 1382 次观测。

· Spearman 秩相关系数是两个变量之间统计依赖性的非参数测量，发现 OPS 和 CRIES 评分之间为 0.73（$P < 0.0001$，$n=1382$）。

· 当主观评估表明存在疼痛时，OPS 和 CRIES 的中位得分均为 4；当主观评估表明没有疼痛时，OPS 和 CRIES 的中位得分均为 0。主观报告和使用 OPS 或 CRIES 测量之间的 Spearman 相关系数为 0.49（$P < 0.0001$，两组 $n > 1300$）

· OPS 和 CRIES 均显示出判别有效性：在给予镇痛药后，OPS 在用药后平均下降 3.4 分（$P < 0.0001$，$n=77$），CRIES 在用药后平均下降 3 分（$P < 0.0001$，$n=74$）。

· 护士在主观评价上的一致性为 94%。评分者之间的 Spearman 相关系数显

示，OPS（r=0.73，$P < 0.000\,1$，n=659）和 CRIES（r=0.72，$P < 0.000\,1$，n=680）都有合理的一致性。

- 在参与这项研究的护士中，73% 的人表示更喜欢 CRIES，24% 的人更喜欢 OPS，3% 的人表示都不喜欢。

评价与局限性： CRIES 是根据主观评估和 OPS 进行验证的，然而，这些也是主观的衡量标准。CRIES 评分可能不适用于月龄 < 32 周的患儿，该评分不能完全评估气管插管、镇静或瘫痪的患者。本研究中使用的统计分析方法假设为独立性观察，但由于两名护士参与了多项观察，因此未严格满足这一条件。

其他相关研究和信息

- 一项 2006 年的研究 [2] 对新生儿术后疼痛量表进行了比较，前瞻性地交叉验证了 3 种疼痛量表的有效性、可靠性和实用性，即 CRIES、儿童和婴儿术后疼痛量表（CHIPPS）和新生儿疼痛量表（NIPS）。CRIES、CHIPPS 和 NIPS 均有效且可靠。NIPS 无须计算生命体征的变化，因此在繁忙的临床环境中是一个更实用的量表。
- 2011 年发表的一项研究 [3]，在 81 名接受了心脏手术的足月危重新生儿中，通过对术后最初 48 h 的评估比较了不同的疼痛评估工具，测量了以下指标：心率、平均动脉血压、心率变异性、尿皮质醇和血浆皮质醇，以及 4 种疼痛量表 [CHIPPS、CRIES、COMFORT[4] 和早产儿疼痛情况（PIPP）] 的复合评分。COMFORT 评分表现最好，在行为和生理学表现方面都给出了重要的评估标准。

总结与启示　术后对新生儿进行定期疼痛评估和治疗非常重要。CRIES 量表旨在测量新生儿群体的疼痛，本研究证明 CRIES 是一种有效可靠的疼痛评估工具，可用于识别新生儿术后疼痛。包括 CRIES 在内的多种疼痛评估工具可用于新生儿患者或无法进行语言表达的患者群体。

临床案例｜新生儿术后评估

▶ **病史**　一名月龄 44 周的新生儿患者在幽门肌切开术后入住 ICU。在使用 CRIES 评分的每小时疼痛评估中，婴儿被发现有尖锐的哭声，心率比术前基线增加了 20% 以上，偶尔出现鬼脸痛苦面容，且已有 1 h 未睡觉。根据这些发现，CRIES 评分是多少？是否应该使用镇痛药物？

▶ **参考答案**　根据检查结果，CRIES 评分如下：哭泣计 1 分，生命体征改变计 2 分，面部表情计 1 分，不睡觉计 2 分。考虑到总分为 6 分，新生儿很可能处于疼痛中，应该使用镇痛药。CRIES 评分 ≥ 4 分表明应使用镇痛药物。

（赵莉 译；程远 审校）

参考文献

[1] Krechel SW, Bildner J. CRIES: a new neonatal postoperative pain measurement score. Initial testing of validity and reliability. Paediatr Anaesth, 1995, 5(1):53–61.

[2] Suraseranivongse S, Kaosaard R, Intakong P, et al. A comparison of postoperative pain scales in neonates. Br J Anaesth, 2006, 97(4):540–544.

[3] Franck LS, Ridout D, Howard R, et al. A comparison of pain measures in newborn infants after cardiac surgery. Pain, 2011, 152(8):1758–1765.

[4] Ambuel B, Hamlett KW, Marx CM,et al. Assessing distress in pediatric intensive care environments: the COMFORF scale. J Pediatr Psychol, 1992,17(1):95–109.

50

儿科七氟醚与丙泊酚麻醉后的急性躁动

> 在接受小手术的学龄前儿童中，与丙泊酚相比，使用七氟醚作为
> 维持麻醉剂会导致更高的急性躁动发生率。
>
> ——Uezono 等[1]

研究问题：与持续使用七氟醚维持麻醉相比，七氟醚诱导后使用丙泊酚维持麻醉能否降低苏醒期躁动的发生率？

研究发表年份：2000 年。

研究地点：日本帝京大学麻醉学系和日本千叶市原医院。

研究对象：被诊断为视网膜母细胞瘤的 1~5 岁儿童患者，需要在全身麻醉下定期进行常规眼部检查。参与者为美国麻醉师协会（ASA）身体状态 I 级或 II 级，既往使用过吸入麻醉剂，但没有人使用过丙泊酚麻醉。

排除对象：有神经系统疾病史或接受过一系列需要在全身麻醉下进行放射治疗的患者。

样本量：16 例。

研究概况：见图 50.1。

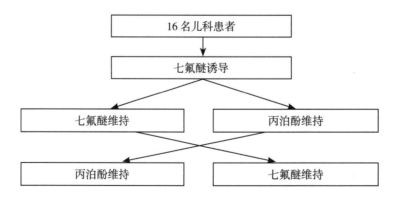

图 50.1 研究设计概况

研究干预：在这项随机、单盲、两阶段、交叉研究中，16名儿科患者在全身麻醉下接受了重复眼科检查。麻醉诱导前30 min口服咪达唑仑0.5 mg/kg，麻醉诱导吸入95%氧气+5%七氟醚。患者被随机分配到两组中进行麻醉维持：第一组（8名患者）接受七氟醚维持麻醉，七氟醚的呼气末浓度为2%~4%；第二组（8名患者）接受丙泊酚2 mg/kg推注，然后以100~400 μg/（kg·min）连续输注。对维持麻醉剂量进行调整，将心率和血压维持在诱导前的20%以内。几个月后进行第二次操作，在相同的方案下使用了替代性维持麻醉。术中未使用阿片类药物。一名对维持麻醉类型不知情的麻醉医生在手术结束后立即在麻醉恢复室（PACU）进行患者苏醒情况评估。

随访时间：操作结束时和PACU停留期间。

研究终点

· 主要结局指标：PACU中是否出现躁动以及躁动持续时间（定义为无法安慰的哭泣、好斗行为或击打）。

· 次要结局指标：从手术结束到气管插管拔管的时间、自发睁眼时间、首次进食时间、PACU停留时间、最初24 h呕吐发生率、是否需要使用额外缓解疼痛的药物、母亲对患儿麻醉的满意度。

结　果

· 患者为7名男孩和9名女孩，年龄为（26±15）个月，体重为（14±6）kg（$\bar{x}\pm s$）。两组患者的麻醉和手术时间相似。所有患者在诱导后均直肠使用对乙酰氨基酚；在PACU或病房内，没有患者需要额外的镇痛药物。

· 根据自发睁眼时间（$P < 0.05$）和PACU停留时间（$P < 0.01$），七氟醚组的恢复速度更快，但这些差异无临床显著性。结果见表50.1。

· 16名患儿中有6名（38%）在七氟醚维持麻醉后出现苏醒期躁动，而丙泊酚维持麻醉后没有患儿发生苏醒期躁动（$P < 0.05$）。

· 6名在七氟醚维持麻醉后出现苏醒期躁动的患儿，躁动的中位持续时间为8 min（范围为4~12 min）。躁动在没有药物干预的情况下缓解，未引起任何心肺损伤。

· 16名患儿总计32次全身麻醉后，病房记录了2次术后呕吐，均发生在七氟醚维持麻醉组。

· 术后第1天早上接受访视的患儿母亲认为：与七氟醚维持麻醉相比，丙泊酚维持麻醉的术后体验更佳（$P < 0.05$）。在七氟醚麻醉后出现躁动的6名患儿的父母中有5名表示更喜欢丙泊酚维持麻醉。

表 50.1　主要研究结果 *

恢复特征	丙泊酚（N=16）	七氟醚（N=16）
拔管时间（min）	16 ± 7	13 ± 4
睁眼时间（min）	32 ± 16	19 ± 8[†]
PACU 停留时间（min）	43 ± 10	29 ± 6[§]
首次进食时间（min）	139 ± 71	167 ± 79
躁动总发生率（%）	0（0）	6（38）
家长满意度得分[†]	5（1）	4（1.3）[†]

*数值为 $\bar{x} \pm s$，除非另有说明。†家长满意度得分报告为中位数（极差），评分为 1~5 分：1= 不满意，5= 高度满意。†$P < 0.05$。§ $P < 0.01$

评价与局限性： 在使用七氟醚和丙泊酚维持麻醉期间，无法保证相似的麻醉深度。父母不被允许进入 PACU，不知道患儿在 PACU 停留的时间，也没有目睹躁动的发生；如果父母目睹了患儿 PACU 内苏醒的情况，那么父母满意度的差异可能会更大。该研究中的检查操作是无创的，并且没有任何痛苦；由于疼痛可能是出现躁动的重要原因，故限制了本研究结果的适用性。

其他相关研究和信息

- 与本研究的结果类似，在许多研究中，丙泊酚已被证明可以降低儿童出现躁动的发生率 [2-6]。
- 由于临床表现的异质性，不同研究对出现谵妄和躁动的定义不同 [7-8]。

总结与启示　在全身麻醉下接受无创重复眼科检查的学龄前儿童中，与丙泊酚相比，使用七氟醚维持麻醉后出现躁动的频率更高。七氟醚的维持麻醉在统计上有更快的麻醉苏醒时间，但降低了家长满意度得分。

临床病例｜麻醉恢复期躁动

▶ **病史**　一名有视网膜母细胞瘤病史的 4 岁女孩在全身麻醉下接受门诊眼科检查。患儿之前接受过对麻醉，麻醉后在 PACU 中表现出了躁动。患儿的父母关心 PACU 的恢复情况，并询问是否已知某种类型的麻醉剂可以降低苏醒期躁动的发生率。

▶ **参考答案**　多项研究显示七氟醚维持麻醉与苏醒期躁动有关。应回顾患儿之前

的麻醉记录。已证明多种药物可以降低苏醒期躁动的发生率，包括丙泊酚、α2
受体激动剂（右美托咪定、可乐定）、阿片类药物和氯胺酮[9]。鉴于这是一种无创、
无痛苦的操作，应根据恢复速度和副作用权衡所用麻醉药物的类型。如果可能，
应避免使用七氟醚进行麻醉维持。

（赵莉 译；程远 审校）

参考文献

[1] Uezono S, Goto T, Terui K, et al. Emergence agitation after sevoflurane versus propofol in pediatric patients. Anesth Analg, 2000, 91 (3):563–566.

[2] Picard V, Dumont L, Pellegrini M. Quality of recovery in children: sevoflurane versus propofol. Acta Anaesthesiol Scand, 2000, 44(3):307–310.

[3] Cohen IT, Finkel JC, Hannallah RS,et al. Rapid emergence does not explain agitation following sevoflurane anaesthesia in infants and children: a comparison with propofol. Paediatr Anaesth, 2003, 13(1):63–67.

[4] Lopez Gil ML, Brimacombe J, Clar B. Sevoflurane versus propofol for induction and maintenance of anaesthesia with the laryngeal mask airway in children. Paediatr Anaesth, 1999, 9(6):485–490.

[5] Nakayama S, Furukawa H, Yanai H. Propofol reduces the incidence of emergence agitation in preschool-aged children as well as in school-aged children: a comparison with sevoflurane,J Anesth, 2007, 21(1):19–23.

[6] Kanaya A, Kuratani N, Satoh D,et al. Lower incidence of emergence agitation in children after propofol anesthesia compared with sevoflurane: a meta-analysis of randomized controlled trials. J Anesth, 2014, 28(1):4–11.

[7] Vlajkovic GP, Sindjelic RP. Emergence delirium in children: many questions, few answers. Anesth Analg, 2007, 104(1):84–91.

[8] Bajwa SA, Costi D, Cyna AM. A comparison of emergence delirium scales following general anesthesia in children. Paediatr Anaesth, 2010, 20(8):704–711.

[9] Costi D, Cyna AM, Ahmed S, et al. Effects of sevoflurane versus other general anaesthesia on emergence agitation in children. Cochrane Database Syst Rev, 2014, 9:CD007084.